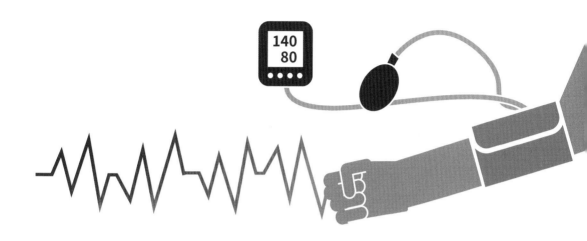

高血压诊疗

实用教程

江苏省卫健委基层处
江苏省基本公共卫生服务技术指导中心　**组织编写**
南京医科大学第二附属医院

龙明智　郭守玉　李秀珍　主　编

东南大学出版社
SOUTHEAST UNIVERSITY PRESS
·南京·

图书在版编目（CIP）数据

高血压诊疗实用教程 / 龙明智, 郭守玉, 李秀珍主
编. -- 南京 : 东南大学出版社, 2025. 3. -- ISBN
978-7-5766-1942-3

Ⅰ. R544.1

中国国家版本馆CIP数据核字第20251547GK号

责任编辑：郭吉　责任校对：张万莹　封面设计：余武莉　责任印制：周荣虎

高血压诊疗实用教程

Gaoxueya Zhenliao Shiyong Jiaocheng

主　　编：	龙明智　郭守玉　李秀珍
出版发行：	东南大学出版社
出 版 人：	白云飞
社　　址：	南京四牌楼2号　邮编：210096
网　　址：	http://www.seupress.com
电子邮件：	press@ seupress.com
经　　销：	全国各地新华书店
印　　刷：	江苏扬中印刷有限公司
开　　本：	700 mm × 1000 mm　1/16
印　　张：	8.75
字　　数：	200 千字
版　　次：	2025 年 3 月第 1 版
印　　次：	2025 年 3 月第 1 次印刷
书　　号：	ISBN 978 - 7 - 5766 - 1942 - 3
定　　价：	89.00 元

本社图书若有印装质量问题，请直接与营销部调换。电话（传真）：025—83791830

编 委 名 单

主　编　龙明智　南京医科大学第二附属医院

　　　　　郭守玉　南京医科大学第二附属医院

　　　　　李秀珍　南京医科大学第二附属医院

副主编　郭海健　江苏省疾病预防控制中心

　　　　　朱舒舒　南京医科大学第二附属医院

　　　　　章海燕　南京医科大学第二附属医院

　　　　　邱　敏　南京医科大学第二附属医院

　　　　　徐少华　南京医科大学第二附属医院

编　委（按姓氏笔画排序）

　　　　　申雪纯　孙　玉　朱鹤宸　许海南

　　　　　张　鑫　李　禄　沈征锴　寿任杨

　　　　　武有萍　周铭宣　胡成伟　徐志琴

前言

心血管疾病是目前我国城乡居民的首要死亡原因，而且仍呈缓慢上升趋势，下降的拐点还未到来。心血管疾病给居民和社会带来了极其严重的经济负担，已成为重大的公共卫生问题。然而，引起心血管疾病最常见的危险因素是高血压，我国高血压发病率仍居高不下，随着人口老年化及城镇化进程的加速，高血压发病率仍不断上升，防控形势极其严峻。

2019 年国家层面出台了《健康中国行动（2019—2030 年）》，提出从以"疾病"为中心向以"健康"为中心的转变，将高血压、糖尿病等慢性病纳入全民医保，江苏省也率先将高血压、糖尿病等慢性病防控列为重大民生实事项目。基层是高血压管理的主战场，促进优质医疗资源扩容下沉和区域均衡布局，强化基层医疗卫生服务将是今后医药卫生体制改革的重要方向。

南京医科大学第二附属医院心血管内科作为江苏省基层特色科室孵化中心，为响应"健康中国行动"，贯彻"以基层为重点，以预防为主"的国家方针，实现心血管疾病防治主战场由医院逐步向社区转移，承担了江苏省基层高血压靶器官损害筛查项目及基层卫生人才能力提升培训项目（简称"国培项目"）的培训任务，组织本院心血管内科专家编撰了《高血压诊疗实用教程》系列丛书，书中既有已发表的高质量临床研究成果，又有最新国内外高血压防控指南，同时还结合团队成员的丰富临床经验总结，是一本面向广大基层全科医务工作者，以及在校研究生、住培学员的专业读物。

该书分四个章节，第一、二章节介绍了高血压概况，诊断、鉴别诊断、危险分层及预后判断，并介绍了特殊类型高血压的各自特点和处理对策。第三、四章节重点讲述高血压的药物治疗及生活方式干预和有关器械治疗，旨在帮助基层全科医师掌握高血压及其并发症的预测、发现、诊断、鉴别诊断、评估、预警，提升对高血压等慢性病的监测、预防、处置、转诊、康复、公共卫生、应急事件处理等基层医疗卫生服务的综合能力。全书力求简洁、易懂、准确和全面，同时兼具实用性和可读性。

　　在编写过程中，我们得到了江苏省基本公共卫生服务技术指导中心、"国培项目"等机构、专家学者和项目的大力支持及帮助，在此谨向他们表示衷心感谢。

　　尽管编者们在编写过程中力求内容精益求精，难免还会存在疏漏之处，恳请大家评议和指正。

龙明智

2025 年 2 月

英文缩略词及中文解释

缩略词	英文全称	中文名称
ABI	Ankle Brachial Index	踝臂血压指数
ABPM	Ambulatory Blood Pressure Monitoring	动态血压监测
ABR	Arterial Baroreflex	动脉压力感受性反射
ACEI	Angiotensin-Converting	血管紧张素转换酶抑制药
AHI	Apnea-Hypopnea Index	呼吸暂停低通气指数
Ang Ⅱ	Angiotensin Ⅱ	血管紧张素Ⅱ
AT1R	Angiotensin Type 1 Receptor	血管紧张素 1 型受体
ARB	Angiotensin receptor blockers	血管紧张素受体阻滞药
ARNI	Angiotensin Receptor-Neprilysin Inhibitor	血管紧张素受体脑啡肽酶抑制剂
ASCVD	Atherosclerotic Cardiovascular Disease	动脉粥样硬化心血管病
APACHE	Acute physiology and chronic health evaluation	急性生理及慢性健康状态评分
BAT	Baroreflex Activation Therapy	压力感受性反射激活疗法
BMI	Body mass index	身体质量指数
CCB	Calcium channel blocker	钙通道阻滞剂
CGA	Comprehensive geriatric assessment	老年综合评估
CHA2DS2-VASc	Congestive heart failure，Hypertension，Age ≥ 75 years，Diabetes mellitus，Stroke，Vascular disease，Age 65‑74years，Sex category（female）	充血性心力衰竭、高血压、年龄 ≥ 75 岁、糖尿病、中风、血管疾病、年龄 65—74 岁、性别类别（女性）
CHH	Chinese Heart-Healthy Diet	中国心脏健康饮食
CKD	Chronic Kidney Diseases	慢性肾脏病
CPAP	Continuous Positive Airway Pressure	无创气道正压通气
CRF	Corticotropin-Releasing Factor	促肾上腺皮质激素释放因子

缩略词	英文全称	中文名称
CVD	Cardiovascular Disease	心血管疾病
DASH	Dietary Approaches to Stop Hypertension	终止高血压膳食疗法
DBP	Diastolic Blood Pressure	舒张压
DN	Diabetic Nephropathy	糖尿病肾病
eGFR	Estimated glomerular filtration rate	估算肾小球滤过率
ESRD	End-Stage Renal Disease	终末期肾脏疾病
ET	Endothelin	内皮素
GLP-1	Glucagon-like peptide-1	胰高血糖素样肽 1
HBPM	Home Blood Pressure Monitoring	家庭血压监测
HDL-C	High-Density Lipoprotein Cholesterol	高密度脂蛋白胆固醇
HFrEF	Heart failure with reduced ejection fraction	射血分数降低性心力衰竭
IMT	Intima-media thickness	内膜中层厚度
JGA	Juxtaglomerular Apparatus	肾小球旁体
LDL-C	Low-Density Lipoprotein Cholesterol	低密度脂蛋白胆固醇
LVH	Left ventricular hypertrophy	左心室肥厚
LVMI	Left Ventricular Mass Index	左室质量指数
MD	Macula Densa	致密斑
MRA	Mineralcorticoid Recept ntagonist	醛固酮受体拮抗剂
MODS	Multiple organ dysfunction score	多器官功能不全评分
MODSE	Multiple Organ Dysfunction Syndrome in the Elderly	老年多器官功能不全综合征
OSAS	Obstructive sleep apnea	阻塞性睡眠呼吸暂停低通气综合征
PIGF	Placental Growth Factor	胎盘生长因子

缩略词	英文全称	中文名称
PWV	Pulse Wave Velocity	脉搏波传导速度
RH	Resistant Hypertension	难治性高血压
SBP	Systolic Blood Pressure	收缩压
sFlt - 1	Soluble Fms-like tyrosine kinase receptor-1	可溶性血管内皮生长因子受体 1
SGLT2	Sodium-dependent glucose transporters 2	钠 - 葡萄糖协同转运蛋白 2
TC	Total Cholestero	总胆固醇
TIA	Transient Ischaemic Attack	脑缺血发作
Ucn	Urocortins	尿皮素

目录

第一章　概　述

一、高血压分类和定义

在未使用降压药物的情况下，非同日 3 次测量诊室血压，收缩压（Systolic Blood Pressure，SBP）≥ 140 mmHg（1 mmHg = 0.133 kPa）和（或）舒张压（Diastolic Blood Pressure，DBP）≥ 90 mmHg 即可诊断高血压。若患者既往有高血压史，目前正在使用降压药物，血压虽然低于 140/90 mmHg，仍应诊断为高血压。若患者 SBP ≥ 140 mmHg 且 DBP<90 mmHg 则可诊断单纯收缩期高血压。

根据血压升高水平，又进一步将高血压分为 1 级、2 级和 3 级（表 1-1）。若 SBP 为 120 ～ 139 mmHg 和（或）DBP 为 80 ～ 89 mmHg，为正常高值血压。

表 1-1　高血压分类和定义

分类	SBP/mmHg		DBP/mmHg
正常血压	<120	和	<80
正常高值	120 ～ 139	和（或）	80 ～ 89
高血压	≥ 140	和（或）	≥ 90
1 级高血压	140 ～ 159	和（或）	90 ～ 99
2 级高血压	160 ～ 179	和（或）	100 ～ 109
3 级高血压	≥ 180	和（或）	≥ 110
单纯收缩期高血压	≥ 140	和	<90

注：当收缩压和舒张压分别属于不同级别时，以较高的分级为准。以上标准适用于 18 岁以上任何年龄的成年人。

正常高值血压可认为是高血压前期。长期来看，该类人群心血管事件风险较血压正常人群明显升高。研究表明，如不积极干预，血压 120 ~ 129/80 ~ 84 mmHg 和 130 ~ 139/85 ~ 89 mmHg 的中年人群，10 年后分别有 45% 和 64% 可能成为高血压患者。因此，血压处于正常高值的人群应被视为高血压早期防治重点人群，通过健康生活方式干预即可有效预防发展成为高血压，若没有发生过心脑血管疾病、糖尿病、肾病等严重疾病一般无需药物降压治疗。

由于人体血压处于不断波动的过程中，受到许多内源性或外源性因素影响，高血压的诊断不应由一次测量结果确定。门诊首诊发现患者血压升高且血压介于 140 ~ 159 mmHg/90 ~ 109 mmHg，需安排患者 4 周内非同日复诊 2 次。

若非同日 3 次血压均 ≥ 140 mmHg 和（或）≥ 90 mmHg，则诊断为高血压。若首诊发现患者血压 ≥ 180 mmHg 和（或）≥ 110 mmHg，伴急性症状者建议立即转诊；无明显症状者排除其他原因，排除其他可能的诱因，并安静休息后复测仍达此标准，即可确诊，建议立即给予药物治疗并开展进一步评估。

临床诊疗中常常出现由于诊室环境不够安静、测血压前患者不能充分休息等原因，所测得的血压数值常常明显高于真实水平的现象。因此在规范化测量血压的同时，如有条件，应进行 24 小时动态血压监测（Ambulatory Blood Pressure Monitoring，ABPM）或家庭血压监测（Home Blood Pressure Monitoring，HBPM），将其作为诊室血压的重要补充。ABPM 的高血压诊断标准为：平均 SBP/DBP 24 h ≥ 130/80 mmHg；白天 ≥ 135/85 mmHg；夜间 ≥ 120/70 mmHg。HBPM 的高血压诊断标准为 ≥ 135/85 mmHg，与诊室血压的 140/90 mmHg 相对应（表 1-2）。若患者反复出现诊室血压升高，而诊室外动态血压监测或家庭自测血压正常，为白大衣高血压；相反，诊室血压正常，诊室外血压升高，为隐蔽性高血压。

根据血压升高的原因可将高血压分为两类，分别为原发性高血压和继发性高血压。原发性高血压又称高血压病，是指以血压升高为主要临床表现的一种疾病。这类患者一般病因不明确。临床上 90% 以上的高血压患者均为原发性高血压。目前认为原发性高血压的发病主要是遗传因素和环境因素共同作用造成的。原发性高血压患者常需终身药物降压治疗。原发性高血压中的一种中间表型为盐敏感性高血压，据统计占我国高血压人群的 28% ~ 74%，由遗传因素及获得性因素

表 1-2　诊室血压、动态血压监测和家庭自测血压的高血压诊断标准

分类	SBP/mmHg		DBP/mmHg
诊室血压	≥ 140	和（或）	≥ 90
动态血压监测 *			
白天	≥ 135	和（或）	≥ 85
夜间	≥ 120	和（或）	≥ 70
24 h	≥ 130	和（或）	≥ 80
家庭自测血压 *	≥ 135	和（或）	≥ 85

注：* 指平均血压。

相关等多种机制（肾脏机制、血管机制、中枢机制、胃肠道机制及胰岛素抵抗等）共同造成，是一种通过升压来降低盐负荷的病理生理状态，具有：

（1）盐负荷后血压明显升高。

（2）血压的昼夜差值缩小、夜间谷变浅。

（3）靶器官损害出现早。

（4）血压的应激反应增强。

（5）血管内皮功能受损及胰岛素抵抗表现等临床特点，对这类人群应倡导"限入促排，多措并举"原则减少高盐的危害。

继发性高血压也称为症状性高血压，是由某些疾病的发生发展过程导致出现血压升高的疾病。当原发病治愈后血压也会随之下降或恢复正常。继发性高血压包括肾实质性高血压、肾动脉狭窄及其他血管病引起的高血压、阻塞性睡眠呼吸暂停综合征、原发性醛固酮增多症及其他内分泌性高血压、药物性高血压、单基因遗传性高血压以及其他少见的继发性高血压。继发性高血压的早期识别、早期治疗尤为重要，主要原因是除了高血压本身造成的危害以外，与之伴随的电解质紊乱、内分泌失衡、低氧血症等还可导致独立于血压之外的心血管损害，其危害程度较原发性高血压更大。新诊断高血压患者应该进行常见的继发性高血压筛查。难治性高血压应该考虑到继发性高血压的可能性。必要时建议到高血压专科就诊。

在改善生活方式基础上应用了可耐受的足够剂量且合理的 3 种降压药物（包括一种噻嗪类利尿剂）至少治疗 4 周后，诊室和诊室外（包括家庭血压或动态血压监测）血压值仍在目标水平之上，或至少需要 4 种药物才能使血压达标时，称为难治性高血压（Resistant Hypertension，RH）。确定患者是否属于 RH 常需配合采用诊室外血压测量（家庭血压测量及动态血压监测），以排除白大衣高血压以及假性高血压。较常见的影响血压控制不良的原因和并存的疾病因素是：

（1）患者治疗依从性差（未坚持服药）。

（2）降压药物选择使用不当（药物组合不合理、使用药物剂量不足）。

（3）应用了拮抗降压的药物，包括口服避孕药、环孢素、促红细胞生成素、糖皮质激素、非甾体类消炎药、抗抑郁药，可卡因及某些中药（如甘草、麻黄）等。

（4）其他影响因素，如不良生活方式、肥胖、容量负荷过重（利尿剂治疗不充分、高盐摄入、进展性肾功能不全）；或某些并存疾病状况，如糖尿病、血脂异常、慢性疼痛以及长期失眠、焦虑等。患者可能存在 1 种以上可纠正或难以纠正的原因。

排除上述因素后，应该警惕继发性高血压的可能性，启动继发性高血压的筛查。

二、我国高血压流行病学

自 1958 年至 2018 年，我国高血压患病率总体呈上升趋势（见图 1-1）。2018 年，中国慢性病与危险因素监测在全国范围内随机抽取的 179 873 名成年常住居民调查结果显示，高血压患病率为 27.5%，我国高血压患病人数已高达 2.45 亿。高血压已然是 21 世纪对人类健康最具有威胁性的慢性疾病之一，是全世界死亡归因的最主要危险因素，血压升高可显著增加冠状动脉粥样硬化性心脏病、心力衰竭、终末期肾病、视网膜病变以及认知减退等并发症的发生率，被称为"无声杀手""慢病之王"，给我国社会经济带来沉重负担，2020 年心脑血管疾病的住院总费用合计为 2 709.01 亿元，其中高血压 132.60 亿元。高血压患者的知晓率、治疗率、控制率是反映高血压防治情况的重要指标，而我国普遍

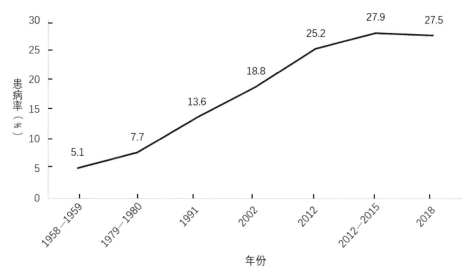

图 1-1　1958-2018 年中国居民高血压患病率

注：1958-1959 年：中国医学科学院重点项目－高血压研究；1979-1980 年、1991 年：全国高血压抽样调查；2002 年：中国健康与营养调查；2012 年：中国居民营养与慢性病状况调查； 2012-2015 年：中国高血压调查；2018 年：中国慢性病与危险因素监测；前三项调查人群≥ 15 岁，后四项调查人群≥ 18 岁。

存在高血压患病率高、死亡率高、残疾率高、知晓率低、治疗率低、控制率低的 "三高三低" 特征（表1-3）。

表 1-3　我国四次高血压知晓率、治疗率和控制率（粗率）调查结果

年份	年龄 / 岁	知晓率 /（%）	治疗率 /（%）	控制率 /（%）
1991	≥ 15	26.3	12.1	2.8
2002	≥ 18	30.2	24.7	6.1
2012	≥ 18	46.5	41.1	13.8
2015	≥ 18	51.6	45.8	16.8

中国健康与营养调查结果表明，1991-2015 年，中国 18 岁以上人群 SBP 从 115.9 mmHg 升高至 123.6 mmHg，DBP 从 74.9 mHg 升高至 79.6 mmHg（$P<0.05$），且不同年龄段、不同性别 SBP 和 DBP 水平均显著升高。根据不同人口学特征比较，我国人群高血压流行的显著特点是：从南到北，高血压患病率逐渐升高，且北方地区知晓率、治疗率、控制率较低；不同民族之间患病率存在差异，少数民族的高血压治疗率和控制率低于汉族；知晓率、治疗率和控制率均为女性高于男性，治疗率城市显著高于农村。

三、实验室检查

基本项目：血生化（血钾、血钠、空腹血糖、血脂、尿酸和肌酐）、血常规、尿液分析（尿蛋白、尿糖和尿沉渣镜检）、心电图等。

推荐项目：超声心动图、颈动脉超声、口服葡萄糖耐量试验、糖化血红蛋白、血高敏 C 反应蛋白、尿白蛋白 / 肌酐比值、尿蛋白定量、眼底、胸部 X 线摄片、脉搏波传导速度（Pulse Wave Velocity，PWV）以及踝臂血压指数（Ankle Brachial Index，ABI）等。

选择项目：血同型半胱氨酸。对怀疑继发性高血压患者，根据需要可以选择以下检查项目：血浆肾素活性或肾素浓度、血和尿醛固酮、血和尿皮质醇、血游离甲氧基肾上腺素及甲氧基去甲肾上腺素、血或尿儿茶酚胺、肾动脉超声和造影、肾和肾上腺超声、CT 或 MRI、肾上腺静脉采血以及睡眠呼吸监测等。对有合并症的高血压患者，进行相应的心功能、肾功能和认知功能等检查。

四、诊断与鉴别诊断

（一）诊断

高血压的诊断主要基于诊室血压。建议非同日测量 3 次，每次至少间隔 1 天，每次至少测量 2 次。国内外多篇高血压指南强调了诊室外血压监测（包括动态血压监测、家庭自测血压）在高血压诊断及治疗中的重要性，但首先还是通过诊室血压进行诊断。

基层医疗卫生机构选择经认证的上臂式医用电子血压计，并定期校准。进行诊室血压时选择大小合适的袖带，袖带气囊至少覆盖 80% 上臂周径，常规袖带长 22—26 cm、宽 12 cm，上臂臂围大者（＞ 32 cm）应换用大规格袖带。

测量前嘱患者禁烟 3 min，禁饮咖啡或茶，排空膀胱，安静休息至少 5 min。测量时取坐位，双脚平放于地面，放松且身体保持不动，不说话。上臂置于与心脏齐高水平线上，袖带下缘距肘窝两横指处，松紧合适，以袖口可插入 2 指为宜。首次测量应测量两侧上臂血压，以血压读数较高侧作为测量上臂，如果两侧测量差值 > 20 mmHg，应转诊至上级医院排除锁骨下动脉狭窄等可能。测量血压时，应间隔 1—2 min 重复测量，取 2 次读数的平均值。如果 SBP 或 DBP 的两次读数相差 10 mmHg 以上，应再次测量，取 3 次读数的平均值。随访期间如果首次测量 <140/90 mmHg，则不需要额外测量。老年人、糖尿病患者及出现体位性低血压的患者，应加测站立位血压。站立位血压在卧位改为站立位后 1 min 和 3 min 时进行。测量血压的同时应测量脉率。

（二）鉴别诊断

1. 肾实质性高血压（Renal Parenchymal Hypertension）

有急、慢性肾炎病史；面部浮肿为主；对一般降压药反应差；贫血；尿常规可见血尿、蛋白尿、颗粒管型；血清尿素氮、肌酐升高。双侧肾脏超声、CT 或 MRI 检查可显示双侧肾脏形态改变、肾实质弥漫性病变；放射性核素肾显像可显示肾脏位置、形态、排泄功能及双侧肾脏血流分布情况；肾脏活检可显示肾脏病理变化。

2. 肾血管性高血压（Renovascular Hypertension）

30 岁以前或 50 岁以后突然出现高血压；病程短，进展快，药物难以控制，伴有肾功能恶化的趋势；上腹部或肋脊角处可闻及血管杂音；用 ACEI 类药物可造成肾功能恶化。肾动脉造影、分侧肾静脉取血查肾素活性可助于鉴别诊断。

3. 嗜铬细胞瘤（Pheochromocytoma）

阵发性高血压伴高血压危象，或持续性高血压阵发性加剧，或阵发性高血压与低血压交替；剧烈头痛、心悸、胸闷、心前区疼痛、恶心呕吐等症状，伴面色苍白、消瘦、出汗、四肢厥冷、心动过速或心律不齐，每次发作时症状相似；多种诱因（情绪激动、排尿、大便、弯腰、腹部触诊、创伤、麻醉等）可引起严重升压反应或高血压危象或休克。发作时血尿儿茶酚胺及其代谢产物香草基杏仁酸测定有显著增高；肾上腺超声、CT、MRI 等检查可显示肿瘤部位。

4. 肾素瘤（Reninoma）

多发生于 30 岁以下；高血压病程短，进展快，多呈恶性高血压表现；低血钾；夜尿增多，但多不出现周期性瘫痪；一般降压药效果差，ACEI 疗效明显。血浆肾素活性明显增高，且呈自动分泌状态；分侧肾静脉取血查肾素活性，其比值大于 1.5；双肾 CT、MRI 可显示直径大于 1 cm 的瘤体，放射性核素肾显像可显示一定的缺损区。

5. 主动脉缩窄（Aortic Stenosis）

患者常有头昏、头痛，下肢乏力和寒冷感，运动后感下肢疼痛；上肢血压明显高于下肢；肋间或腹部血管杂音。MRI 可显示主动脉狭窄部分；主动脉数字减影可显示狭窄位置、形态和周围血管间的关系。

6. 原发性醛固酮增多症（Primary Aldosteronism）

长期高血压；尿钾排出增多，低血钾，周期性瘫痪；夜尿多，口渴，乏力，代谢性碱中毒、手足搐搦。血浆醛固酮/血浆肾素活性比值增大；口服钠负荷试验、静脉钠负荷试验、氟羟可的松抑制试验、卡托普利激发试验可有助于诊断；超声、放射性核素、CT、MRI 可确定病变性质和部位。

7. 库欣综合征（Cushing's Syndrome）

患者多向心性肥胖、满月脸、水牛背、毛发增多、皮肤紫纹、骨质疏松；血糖升高；对感染抵抗力减弱。24 小时尿中 17- 羟和 17- 酮类固醇增多、小剂量地塞米松抑制试验、大剂量地塞米松抑制试验、肾上腺皮质激素兴奋试验有助于诊断；颅内蝶鞍 X 线检查、肾上腺 CT、放射性核素肾上腺扫描可确定病变部位。

8. 阻塞性睡眠呼吸暂停低通气综合征（OSAS，Obstructive Sleep Apnea）

患者睡眠期间上呼吸道肌肉塌陷，呼吸暂停或口鼻气流量大幅度减低，致 间歇性低氧。多导睡眠图仪监测是诊断阻塞性睡眠呼吸暂停综合征的金标准。

9. 药物性高血压（Drug-Induced Hypertension）

涉及药物包括激素类药物、中枢神经类药物、非类固醇类抗炎药物、中草药类等。

五、危险评估与预后

进行高血压评估的目的是评估心血管疾病发病风险、靶器官损害及并存的临床情况。评估是高血压治疗策略的基础。初诊时及以后建议每年评估一次。评估内容包括病史、体格检查和辅助检查等。

（一）病史

病史包括初次发现或诊断高血压的时间、血压最高值。如已接受降压治疗，要了解既往及目前使用的降压药种类、剂量、疗程及有无不良反应。既往是否有糖尿病、脑卒中、冠心病、心力衰竭、心房颤动、肾脏疾病、外周动脉粥样硬化病等合并症及治疗情况。询问患者有无高血压、糖尿病、血脂异常、冠心病、脑卒中、肾脏病家族史以及盐摄入量、吸烟、饮酒史、体力活动和睡眠习惯等。

（二）体格检查

体格检查包括：血压、脉搏、心率、心律、身高、体重、腰围、臀围、确认有无双下肢水肿、库欣面容、甲状腺功能亢进性突眼征等；听诊颈动脉、胸主动脉、腹部动脉和股动脉有无杂音；触诊甲状腺，全面心肺检查，四肢动脉搏动等。

（三）辅助检查

建议做血常规、尿常规、生化检查（肌酐、尿酸、谷丙转氨酶、血钾、血钠、血氯、血糖、血脂）、心电图（识别有无左心室肥厚、心肌梗死、心律失常等）。有条件者可选做动态血压监测、超声心动图、颈动脉超声、尿白蛋白/肌酐比、X线胸片、眼底检查等。

（四）评估靶器官损害

评估有无靶器官损害是高血压诊断评估的重要内容，尤其是检出无症状性亚临床靶器官损害，有助于病情逆转。

1. 心脏

左心室肥厚是心血管事件的独立危险因素，常用检查方法包括心电图、超声心动图。心电图常用指标有 SV1+RV5 和 Cornell 电压 - 时间乘积。超声心动图所得左心室质量指数可用于检出和诊断左心室肥厚，是心血管事件的强预测因子。胸部 X 线检查、运动试验、心脏同位素显像、冠脉 CTA、冠状动脉造影等有助于评估高血压心脏损害。

2. 肾脏

肾脏损害主要表现为血清肌酐升高、eGFR 降低，或尿白蛋白排出量增加。微量白蛋白尿已被证实是心血管事件的独立预测因素。高血压患者应定期检查尿白蛋白排泄量，监测 24 小时尿白蛋白排泄量或尿白蛋白 / 肌酐。

3. 大血管

颈动脉内膜中层厚度可预测心血管事件，粥样斑块的预测作用强于颈动脉内膜中层厚度。脉搏波传导速度增快是心血管事件和全因死亡的强预测因子。颈 - 股动脉脉搏波传导速度是测量大动脉僵硬度的金标准。踝臂血压指数能有效筛查和诊断外周动脉疾病，预测心血管风险。

4. 眼底

视网膜动脉病变可反映小血管病变情况，常规眼底镜检查高血压眼底改变，按照 Keith-Wagener 和 Barker 四级分类法，3 级或 4 级高血压眼底对判断预后有价值。

5. 脑

颅脑 MRA 或 CTA 有助于发现脑腔隙性病灶、无症状性脑血管病变（颅内动脉狭窄、钙化、斑块、血管瘤）以及脑白质损害，经颅多普勒超声对诊断脑血管痉挛、狭窄或闭塞有一定帮助。

（五）危险分层

高血压病人的预后不仅与血压水平有关，还与是否合并其他心血管危险因素以及靶器官损害程度有关。因此从指导治疗和判断预后的角度，应对高血压患者进行心血管危险分层（表1-4和表1-5）。

表 1-4　高血压患者心血管危险分层标准

危险因素	SBP 130–139/ DBP 85–89 mmHg	高血压 1 级	高血压 2 级	高血压 3 级
无		低危	中危	高危
1–2 个危险因素	低危	中危	中 / 高危	很高危
≥ 3 个危险因素，靶器官功能损害，慢性肾脏病 3 期，无并发症的糖尿病	中 / 高危	高危	高危	很高危
有临床并发症，慢性肾脏病 ≥ 4 期，有并发症的糖尿病	高 / 很高危	很高危	很高危	很高危

六、治疗原则

高血压治疗三原则：达标、平稳、综合管理。治疗高血压的主要目的是降低心脑血管并发症的发生和死亡风险。首先要降压达标。不论采用何种治疗，将血压控制在目标值以下是根本。其次是平稳降压。降压过程尽量保证平稳，忌忽高忽低或剧烈波动；告知患者长期坚持生活方式干预和药物治疗，保持血压长期平稳至关重要；此外，推荐使用长效制剂，有利于每日血压的平稳控制，对减少心血管病并发症有益。最后要对高血压患者进行综合干预管理。选择降压药物时应综合考虑其伴随合并症情况；此外，对于已患心血管疾病的患者及具有某些危险因素的患者，应考虑给予抗血小板及调脂治疗，以降低心血管疾病再发及死亡风险。

表 1-5 影响高血压患者心血管预后的重要因素

心血管危险因素	靶器官损害	伴发临床疾病
• 高血压（1~3 级） • 男性 > 55 岁；女性 > 65 岁 • 吸烟或被动吸烟 • 糖耐量受损（2 小时血糖 7.8~11.0 mmol/L）和（或）空腹血糖异常（6.1~6.9 mmol/L） • 血脂异常 TC > 5.2 mmol/L（200 mg/dl）或 LDL-C > 3.4 mmol/L（130 mg/dl）或 HDL-C < 1.0 mmol/L（40 mg/dl） • 早发心血管病家族史（一级亲属发病年龄 < 50 岁） • 腹型肥胖（腰围：男性 ≥ 90 cm，女性 ≥ 85 cm）或肥胖（BMI > 28 kg/m²） • 高同型半胱氨酸血症（≥ 15 μmol/L）	• 左心室肥厚 心电图：Sokolow-Lyon 电压 > 3.8 mV 或 Cornell 乘积 > 244 mV·ms 超声心动图 LVMI：男 ≥ 115 g/m²，女 ≥ 95 g/m² • 颈动脉超声 IMT = 0.9 mm 或动脉粥样斑块 • 颈-股动脉脉搏波速度 ≥ 12 m/s（选择使用） • 踝/臂血压指数 < 0.9（选择使用） 估算的肾小球过率降低（eGFR 30~59 ml·min⁻¹·1.73 m⁻²）或血清肌酐轻度升高： 男性 115~133 μmol/L（1.3~1.5 mg/dl）， 女性 107~124 μmol/L（1.2~1.4 mg/dl） • 微量白蛋白尿：30~300 mg/24 h 或白蛋白/肌酐比：> 30 mg/g（3.5 mg/mmol）	• 脑血管病 脑出血 缺血性脑卒中 短暂性脑缺血发作 • 心脏疾病 心肌梗死史 心绞痛 冠状动脉血运重建 慢性心力衰竭 心房颤动 • 肾脏疾病 糖尿病肾病 肾功能受损 包括 eCFR < 30 ml·min⁻¹·173 m⁻² 血肌酐升高： 男性 > 133 μmol/L（1.5 mg/dl）， 女性 > 124 μmol/L（1.4 mg/dl） 蛋白尿（= 300 mg/24 h） • 外周血管疾病 • 视网膜病变 出血或渗出，视乳头水肿 • 糖尿病 新诊断： 空腹血糖：≥ 7.0 mmol/L（126 mg/dl） 餐后血糖：> 11.1 mmol/L（200 mg/dl） 已治疗但未控制： 糖化血红蛋白（HbA1c）≥ 6.5%

本章参考文献

[1] 《中国高血压防治指南》修订委员会 . 中国高血压防治指南 2018 年修订版 [J]. 心脑血管病防治 , 2019, 19(1): 1-44.

[2] 中华医学会心血管病学分会高血压学组 . 强化血压控制中国专家建议 [J]. 中华高血压杂志 , 2022, 30(2): 113-117.

[3] 中华医学会心血管病学分会 , 中华心血管病杂志编辑委员会 . 盐敏感性高血压管理的中国专家共识 [J]. 中华心血管病杂志 ,2023,51(4):364-376.

[4] 张梅 , 吴静 , 张笑 , 等 . 2018 年中国成年居民高血压患病与控制状况研究 [J]. 中华流行病学杂志 , 2021, 42(10): 1780-1789.

[5] Hengel F E, Sommer C, Wenzel U. Arterial hypertension[J]. Deutsche Medizinische Wochenschrift, 2022, 147(7): 414-428.

[6] Yi Q, Zha M M, Yang Q W, et al. Trends in the prevalence of hypertension according to severity and phenotype in Chinese adults over two decades (1991-2015)[J]. Journal of Clinical Hypertension, 2021, 23(7): 1302-1315.

[7] 国家心血管病中心国家基本公共卫生服务项目基层高血压管理办公室 , 国家基层高血压管理专家委员会 . 国家基层高血压防治管理指南 2020 版 [J]. 中国循环杂志 ,2021,36(3):209-220.

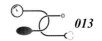

第二章　特殊类型高血压

一、老年高血压

（一）老年高血压的定义与分级

年龄 ≥ 65 岁，在未使用降压药物的情况下非同日 3 次测量血压，收缩压 ≥ 140 mmHg 和 / 或舒张压 ≥ 90 mmHg（1 mmHg=0.133kPa），即诊断为老年高血压。曾明确诊断高血压且正在接受降压药物治疗的老年人，虽然血压 <140/90 mmHg 也应诊断为老年高血压。

（二）老年高血压的特点

1. 收缩压增高为主

与舒张压升高相比，收缩压升高与心、脑、肾等靶器官损害的关系更为密切，是心血管事件更为重要的独立预测因素。

2. 血压波动大

由于血压调节能力下降，老年人的血压水平容易受各种因素的影响而产生波动，如体位、进餐、情绪、季节或温度等，称为异常血压波动。最常见为血压昼夜节律异常、体位性血压波动、餐后低血压等。

（1）血压昼夜节律异常：老年高血压患者常伴有血压昼夜节律的异常，表现为夜间血压下降幅度 <10%（非杓型）或 > 20%（超杓型），甚至夜间血压反较白天升高（反杓型），血压昼夜节律异常更易发生心、脑、肾等靶器官损害。

（2）体位性低血压：体位性低血压是指从卧位改变为直立体位（或至少60°的直立倾斜试验）3min内，收缩压下降 ≥ 20 mmHg 或舒张压下降 ≥ 10 mmHg，同时伴有头晕或晕厥等脑循环灌注不足的症状。老年患者容易发生体位性低血压。

（3）餐后低血压：进餐后2h内收缩压下降 ≥ 20 mmHg 或餐前收缩压 ≥ 100 mmHg、餐后收缩压 <90 mmHg，并于进餐后出现头晕、晕厥、心绞痛等低血压相关症状。

3. 多重用药

高龄老年高血压患者常伴有多种危险因素和相关疾病，合并糖尿病、高脂血症、冠状动脉粥样硬化性心脏病（冠心病）、肾功能不全和脑血管病等，因合并多种慢性疾病，多重用药是老年人常见的现象。部分老年人高血压及伴随疾病的临床表现不典型，容易漏诊，应进行综合评估并制定合理的治疗措施。

4. 假性高血压

老年高血压患者伴有严重动脉硬化时，可出现袖带加压时难以压缩肱动脉，所测血压值高于动脉内测压值的现象，收缩压增高 ≥ 10 mmHg 或舒张压增高 ≥ 15mmHg，称为假性高血压。当收缩压测量值异常升高但未合并相关靶器官损害或药物降压治疗后即出现低血压症状时，应排除假性高血压可能。

严重主动脉瓣狭窄者应避免过度降压，以免影响重要脏器血供；若脉压过大，收缩压明显增高且舒张压 <50 mmHg，还应注意合并主动脉瓣关闭不全的可能。

此外，若在降压治疗过程中反复出现低血压症状，还需警惕白大衣性高血压，指患者就诊时由医生或护士在诊室内所测血压收缩压 ≥ 140 mmHg 或舒张压 ≥ 90 mmHg，而在家中自测血压或动态血压监测不高的现象。

（三）老年高血压诊治流程

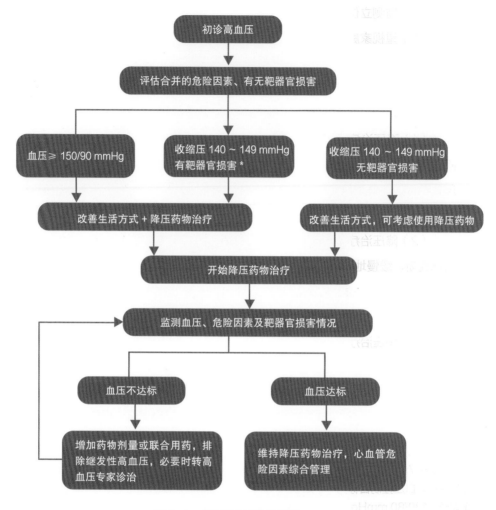

图 2-1　老年高血压诊治流程

注：* 靶器官损害包括左心室肥厚、微量白蛋白尿、无症状动脉粥样硬化（颈动脉内中膜增厚或主动脉斑块）、踝臂指数＜0.9 或脉搏波传导速度增快。

（四）诊治策略要点

（1）小剂量开始，平稳降压。

（2）慎重选药，严密观察。

（3）多药联合，逐步达标。

（4）因人而异，个体化治疗。

（5）监测立位血压，避免低血压。

（6）重视家庭自测血压及 24 h 血压监测。

（五）治疗

1. 总则

（1）降压治疗目的：最大程度降低心、脑、肾与外周血管等靶器官损害的风险以及致死、致残率，提高生活质量，延长患者寿命。老年高血压患者多以收缩压升高为主，舒张压正常甚至偏低，老年高血压的降压治疗应强调收缩压达标，同时也应避免舒张压过度降低。

（2）降压治疗原则：从小剂量开始应用降压药物并加强监测，根据患者耐受情况逐渐、缓慢地增加治疗强度，直到血压达标。在积极控制血压的同时，筛查并控制各种可逆性危险因素（如血脂异常、糖代谢异常、吸烟、肥胖等），同时关注和治疗相关靶器官损害与临床疾患。

（3）降压治疗时机与血压控制目标：具体见表 2-1。

表 2-1　降压治疗时机与血压控制目标

推荐	推荐类别	证据水平
年龄 65 ~ 79 岁、血压 ≥ 140/90 mmHg, 生活方式干预同时启动降药物治疗，血压控制目标为 <140/90 mmHg, 在能够耐受情况下将血压降至 <130/80 mmHg	Ⅰ 类	A 级
年龄 > 80 岁，血压 > 150/90 mmHg 启动降压药物治疗	Ⅰ 类	A 级
首先将血压降至 <150/90 mmHg	Ⅰ 类	A 级
若耐受良好可进一步降低	Ⅱ a 类	B 级
年龄 80 岁的衰弱高血压患者，血压 > 150/90 mmHg 考虑启动降压药物治疗，收缩压目标值为 130 ~ 150 mmHg, 或根据患者实际情况确定个体化的血压控制目标	Ⅱ a 类	C 级
如果患者对降压治疗耐受性良好，应继续降压治疗	Ⅰ 类	A 级

2. 生活方式干预

生活方式干预是降压治疗的基本措施。

（1）健康膳食：减少钠盐摄入，增加富钾食物摄入有助于降低血压。摄盐量应 <5 g/d，老年高血压患者应适度限盐，减少烹调用盐及酱油等钠含量高的调味品，推荐肾功能良好者选择低钠富钾替代盐。鼓励老年人摄入多种新鲜蔬菜、水果、鱼类、豆制品、粗粮、脱脂奶及其他富含钾、钙、膳食纤维、多不饱和脂肪酸的食物。

（2）戒烟限酒：建议老年吸烟者戒烟，戒烟可降低心血管疾病、肺部疾患和死亡风险。

建议老年人限制酒精摄入，饮用酒精量男性 <25 g/d、女性 <15 g/d。白酒、葡萄酒（或米酒）或啤酒摄入量应分别 <50、100 和 300 ml/d。

（3）保持理想体质量：维持理想体质量（BMI 20.0~23.9 kg/m^2）、纠正腹型肥胖 [腹围 ≥ 90（男性）、≥ 85 cm（女性）] 有利于控制血压，减少心血管疾病发病风险，但老年人应注意避免过快和过度减重。

（4）合理运动：建议老年人进行适当的规律运动，≥ 5 d/ 周，≥ 3 min/d，如步行、慢跑、游泳等。以中等强度有氧运动为主，结合抗阻运动、平衡训练、呼吸训练与柔韧性和拉伸训练等。不推荐老年人剧烈运动。

（5）改善睡眠：保证 6~8 h 夜间睡眠并改善睡眠质量对提高生活质量、控制血压和减少心脑血管病并发症意义重大。老年人白天睡眠时间不宜过长，利尿剂尽量避免睡前服用，以免夜尿过多而影响睡眠。

（6）注意保暖：老年人对寒冷的适应能力和对血压的调控能力差，常出现明显季节性血压波动。应保持室内温暖，经常通风换气；骤冷和大风低温时减少外出；适量增添衣物，注意保暖，避免血压大幅波动。

（7）心理平衡，保持健康心理状态：保持处事不惊，遇事不慌的心态，避免引起情绪大起大落的环境和事件。

3. 药物治疗

（1）老年人降压药物应用的基本原则：小剂量；长效，尽可能使用 1 次 /d、有 24 h 持续降压作用的长效药物，以有效控制夜间血压、血压晨峰和心脑血管并发症；联合，若单药治疗效果不满意，可采用两种或多种低剂量降压药物联合治疗以增加降压效果，优先推荐单片复方制剂；个体化。

（2）老年高血压降压药物的选择：具体见表2-2。

表2-2　老年高血压降压药物的选择

推荐	推荐类别	证据水平
推荐使用噻嗪类/样利尿剂、CCB、ACEI/ARB/ARNI进行降压的起始和维持治疗，单药或联合用药均可	Ⅰ类	A级
2级以上高血压或血压高于目标血压20/10 mmHg的65～79岁非衰弱状态的高血压患者起始和维持治疗可采用两药联合治疗，优先推荐单片复方制剂，以提高治疗依从性	Ⅰ类	B级
ACEI、ARB、ARNI不宜联合使用	Ⅲ类	A级

（3）老年高血压患者特定情况下首选的药物：具体见表2-3。

表2-3　老年高血压患者特定情况下首选的药

情况	药物
无症状靶器官损害	
左心室肥厚	ACEI、ARB、CCB、ARNI
无症状动脉粥样硬化	ACEI、ARB、CCB
微量白蛋白尿	ACEI、ARB
轻度肾功能不全	ACEI、ARB、ARNI
临床心血管事件	
既往心肌梗死	β受体阻滞剂、ACEI、ARB
心绞痛	β受体阻滞剂、CCB
心力衰竭	利尿剂、β受体阻滞剂、ACEI、ARB、MRA、ARNI
主动脉瘤	β受体阻滞剂、ARB
房颤，预防	ACEI、ARB、β受体阻滞剂、MRA
房颤，心室率控制	β受体阻滞剂、非二氢吡啶类CCB
肾脏损害/蛋白尿	ACEI、ARB、ARNI
外周动脉疾病	ACEI、ARB、CCB

情况	药物
其他	
单纯收缩期高血压（老年人）	利尿剂、CCB
代谢综合征	ACEI、ARB、CCB
糖尿病	ACEI、ARB
前列腺增生	α 受体阻滞剂

（4）药物降压治疗后的随访：降压药物治疗或调整药物治疗方案后，需要每月进行随访，监测和评价药物治疗的安全性和效果，直到降压达标。随访内容包括血压值达标情况、是否发生过直立性低血压、是否有药物不良反应、治疗的依从性、生活方式改变情况、是否需要调整降压药物剂量。实验室检查包括电解质、血糖、血脂、肝肾功能和相关靶器官损害情况，同时服用调脂药物者需定期检测肌酶水平。

（六）特定老年人群的降压治疗

1. 高龄老年高血压

80 岁及以上老年人定义为高龄老年人。高龄老年人群，如果健康状态良好，建议将血压控制在 150/90 mmHg 以内，如果患者能够耐受，可降至 <140/90 mmHg。

由于高龄患者常合并多种疾病并联合使用多种药物，临床表现复杂，容易发生药物不良反应。在强调降压达标的同时，需要注意伴随疾病的影响并加强靶器官的保护，避免过度降低血压。

高龄患者选择降压药物应更谨慎，从小剂量开始，尽量避免血压降低速度过快和大幅度血压波动，警惕体位性低血压与餐后低血压，根据患者对降压药的反应调整剂量或种类。

在患者能耐受降压治疗的前提下，逐渐使血压达标。若治疗过程中出现头晕、心绞痛等心、脑血管灌注不足症状时应减少降压药物剂量并寻找可能的诱因。

2. 老年高血压合并脑卒中的降压治疗推荐（表 2-4）

表 2-4　老年高血压合并脑卒中的降压治疗推荐

推荐	推荐类别	证据水平
对于未接受静脉溶栓或机械取栓治疗的急性缺血性脑卒中患者，建议血压 >220/120 mmHg 时启动降压治疗	Ⅱb 类	C 级
对于拟接受静脉溶栓或机械取栓治疗的急性缺血性脑卒中患者，建议在治疗前控制血压 <185/110 mmHg	Ⅱb 类	C 级
对于接受机械取栓治疗的急性缺血性脑卒中患者，应避免将术后收缩压控制在 <120 mmHg	Ⅱa 类	B 级
既往有高血压病史且长期服药的缺血性脑卒中或 TIA 患者，如无绝对禁忌，发病数天且病情稳定后可以重新启动降压治疗，Ⅰ类推荐血压控制目标值为 <130/80 mmHg 以预防脑卒中复发	Ⅰ 类	A 级
对于由颅内大动脉狭窄（70%~99%）导致的缺血性脑卒中或 TIA 患者，如患者能耐受，推荐将血压控制在 <140/90 mmHg	Ⅱ 类	B 级
对于低血流动力学原因导致的脑卒中或 TIA 患者，应权衡降压速度与幅度对患者耐受性及血流动力学的影响	Ⅱa 类	C 级
对于高血压合并自发性脑出血患者，采取平稳且持续的降压策略，以 140 mmHg 为降压目标并将收缩压控制在 130~150 mmHg 可能是合理的	Ⅱb 类	C 级

3. 老年高血压合并冠心病的降压目标推荐（表 2-5）

表 2-5　老年高血压合并冠心病的降压目标推荐

推荐	推荐类别	证据水平
对于年龄 <80 岁者，血压控制目标为 <140/90 mmHg	Ⅰ 类	A 级
若一般状况好，能耐受降压治疗，可考虑将血压降至 <130/80 mmHg	Ⅱa 类	C 级
对于年龄 > 80 岁者，血压控制目标为 <150/90 mmHg 且舒张压尽可能不低于 60 mmHg	Ⅱb 类	C 级

4. 老年高血压合并射血分数降低型心力衰竭的降压治疗推荐（表2-6）

表2-6　老年高血压合并射血分数降低型心力衰竭的降压治疗推荐

推荐	推荐类别	证据水平
老年高血压合并 HFEF 患者，除改善生活方式外，RAAS 抑制剂、SGLT2 抑制剂和 MRA 均能够改善长期预后	Ⅰ 类	A 级
RAAS 抑制剂和 β 受体阻滞剂应从小剂量开始缓慢增加，在无禁忌证且血压可耐受的情况下，滴定至靶剂量	Ⅰ 类	A 级
若 β 受体阻滞剂有禁忌或不能耐受滴定至靶剂量的心率控制不佳者，可选用伊伐布雷定或与其联用	Ⅰ 类	B 级
SGLT2 抑制剂对于容量依赖性高血压患者具有一定降压作用	Ⅱa 类	B 级
若需进一步降压，可考虑应用氨氯地平或非洛地平。不推荐应用非二氢吡啶类 CCB	Ⅱa 类	B 级

5. 高血压合并慢性肾脏病

（1）降压目标：具体见表 2-7。

表2-7　高血压合并慢性肾脏病的降压目标

推荐	推荐类别	证据水平
年龄 > 65 岁高血压合并 CKD 非透析患者，血压 ≥ 140/90 mmHg，在生活方式干预的同时开始起始降压药物治疗，血压控制目标为 <140/90 mmHg，有蛋白尿者推荐血压 <130/80 mmHg 左右	Ⅰ 类	A 级
老年高血压合并 CKD 血液透析患者血压控制目标为透析前诊室血压 <160/90 mmHg	Ⅱa 类	C 级
老年高血压合并 CKD 腹膜透析患者持续控制血压 <140/90 mmHg	Ⅱa 类	C 级
合并高血压的老年肾移植受者无论有无白蛋白尿，血压均应 <130/80 mmHg	Ⅱa 类	C 级

（2）降压药物：具体见表 2-8。

表 2-8　高血压合并慢性肾脏病的降压药物选择

推荐	推荐类别	证据水平
在没有使用禁忌的情况下，老年高血压合并 CKD 患者首选 RAAS 抑制剂（ACE/ARB/ARNI），建议从小剂量开始	I 类	A 级
血清肌酐 >3.0 mg/dL（1 mg/dL=88.4 mol/L）会增加不良事件（高钾血症、急性肾损伤）的发生率。初次应用或增加剂量时，应注意当前的血钾水平及肾功能	I 类	A 级
2～4 周内复查血压、肌酐及血清钾的变化。若血清肌酐较基础值升高幅度 >30% 需停药或减量使用	I 类	A 级
不推荐两种 RAAS 抑制剂联用	I 类	A 级
对于老年高血压合并 CKD 患者，避免 ACEI 或 ARB 与直接肾素抑制剂联合用	I 类	B 级
由于 CKD 患者常存在液体潴留，因此利尿剂常被用于老年高血压合并 CKD 的治疗。eGFR>30 mL/(min·1.73m²) 的患者可考虑使用噻嗪类利尿剂；eGFR<30 mL/(min·1.73m²) 可考虑使用髓袢利尿剂	I 类	C 级
单用 RAAS 抑制剂效果欠佳患者选择联合 CCB 类药物尤其是血液透析患者。对于有明显肾功能异常和盐敏感性高血压患者也推荐使用 CCB	I 类	A 级
老年肾移植受者使用 CCB 或 ARB 类药物作为一线降压药。如存在蛋白尿的肾移植受者应该首先考虑 ARB 类药物	I 类	C 级
SGLT2 抑制剂具有小幅降低收缩压及改善肾脏结局的作用，对于老年高血压合并 CKD 患者应根据肾功能 [eCFR>25 mL/(min·1.73m²)] 和整体评估结果选择使用，无论是否合并糖尿病	I 类	A 级
推荐使用非奈利酮治疗老年高血压合并 CKD 伴 2 型糖尿病，以减少蛋白尿，延缓肾功能持续下降，降低末期肾病及 CVD 风险，其高钾血症的发生率较传统 MRA 更低	I 类	A 级
合并冠心病、慢性心力衰竭，以及需要控制心率的老年高血压合并 CKD 患者推荐在联合用药中使用 β 受体阻滞剂	I 类	B 级
三药联合仍不能控制的老年 RH，在没有禁忌的情况下，推荐加用螺内酯或其他降压药（α 受体阻滞剂或 β 受体阻滞剂），需定期监测肾功能及电解质的情况	I 类	B 级

6. 高血压合并糖尿病

（1）降压目标

老年糖尿病患者，推荐血压控制在 <130/80 mmHg；衰弱或高龄患者，可以将降压目标设定为 <150/90 mmHg；推荐舒张压尽量不低于 60 mmHg。

（2）降压和降糖药物选择：具体见表 2-9。

表 2-9　高血压合并糖尿病的降压和降糖药物选择

推荐	推荐类别	证据水平
高血压合并糖尿病患者，单药起始降压治疗时优选 ACEI/ARB	I 类	A 级
二氢吡啶类 CCB 可作为联合降压药物治疗，或不能耐受 ACEI 或 ARB 及 ARNI 的患者。CCB 尤其适合老年单纯收缩期高血压患者	I 类	B 级
合并糖尿病的高血压人群，可采用小剂量噻嗪类利尿剂联合降压药物治疗	I 类	B 级
β 受体阻滞剂不作为高血压合并糖尿病患者的首选用药，但对伴有心力衰竭或冠心病患者，仍可联合高选择性 β 受体阻滞剂或兼有 α、β 受体阻滞剂进行治疗	II b 类	B 级
高血压合并糖尿病推荐降糖药物首选有改善心血管结局事件的新型降糖药物。合并有 ASCVD 患者，推荐 GLP-1 受体激动剂。合并心力衰竭和 / 或肾功能不全或蛋白尿患者，推荐 SGLT2 抑制剂	I 类	A 级

7. 高血压合并房颤（表 2-10）

表 2-10　高血压合并房颤的诊治流程

推荐	推荐类别	证据水平
老年高血压出现心悸患者推荐短程心电图及随后连续心电监测进行房颤筛查	I 类	B 级
对于房颤患者，特别是正在接受抗凝治疗的患者，应积极降压治疗，将血压控制在 <140/90 mmHg	II a 类	B 级
推荐应用 ARB 或 ACEI 进行降压治疗预防新发房颤和阵发性房颤复发	I 类	B 级
推荐所有无禁忌证的 CHA_2DS_2-VASC ≥ 2 分（男性）、≥ 3 分（女性）患者口服抗凝药物治疗	I 类	A 级
药物治疗无效、有症状的阵发性房颤患者推荐行射频消融治疗	I 类	A 级
药物治疗无效、有症状的长期持续性房颤患者应考虑行射频消融治疗	II a 类	C 级

8. 老年高血压急症与亚急症

老年高血压急症主要包括高血压脑病、颅内出血（脑出血和蛛网膜下腔出血）、脑梗死、急性心力衰竭、急性冠脉综合征、主动脉夹层、肾脏损害、围手术期重度高血压、嗜铬细胞瘤危象等。

高血压亚急症是指血压显著升高但不伴急性进行性靶器官损害，患者可以有血压明显升高造成的症状，如头痛、胸闷、鼻出血和烦躁不安等。血压升高的程度不是区别高血压急症与高血压亚急症的标准，区别两者的唯一标准是有无新近发生的急性进行性的严重靶器官损害。

（1）老年高血压急症

老年高血压急症降压治疗第一目标：在 30~60 min 内将血压降至安全水平，除特殊情况外（脑卒中，主动脉夹层），建议第 1~2 小时内使平均动脉压迅速下降但不超过 25%。

老年高血压急症降压治疗第二目标：在达到第一目标后，应放慢降压速度，加用口服降压药，逐步减慢静脉给药速度。建议在后续的 2~6 h 内将血压降至 160/（100~110）mmHg。当高龄或衰弱老年人降压治疗后出现重要脏器灌注不足表现，要适当减缓降压治疗的速度。

老年高血压急症降压治疗第三目标：若第二目标的血压水平可耐受且临床情况稳定，在后续的 24~48 h 逐步使血压降至正常水平；高龄或衰弱老年人可酌情延长降至靶目标血压水平时间。

（2）老年高血压亚急症

对于老年高血压亚急症的患者，建议在缓和长效的口服降压药物基础上，适当加用中短效口服药物，避免静脉用药。在血压监测的情况下，可在 24~48 h 将血压缓慢降至 160/100 mmHg，2~3 d 后门诊调整剂量，此后可应用长效制剂控制至最终的靶目标血压。

9. 老年高血压患者心率管理（表 2-11）

表 2-11 老年高血压患者的心率管理

推荐	推荐类别	证据水平
高血压合并冠心病患者：静息心率目标值为 55 ~ 60 次 /min；推荐 β 受体阻滞剂；对不能耐受 β 受体阻滞剂或存在禁忌证者，可以选择非二氢吡啶类 CCB	I 类	B 级
高血压合并 HFrEF 患者：静息心率目标值为 <70 次 /min；推荐 β 受体阻滞剂；无法达到目标心率或不能耐受 β 受体阻滞剂者，推荐使用伊伐布雷定	Ⅱa 类	B 级
高血压合并心律失常：快速房颤的初始静息心率目标值为 <110 次 /min；如症状仍明显，可继续控制至 80 ~ 100 次 /min；常用药物有 β 受体阻滞剂、非二氢吡啶类 CCB、洋地黄类等	Ⅱa 类	C 级
室性心律失常：应根据血流动力学、心功能状态选择抗心律失常药物，可选择 β 受体阻滞剂、非二氢吡啶类 CCB、Ⅰc 类抗心律失常药物；同时维持电解质尤其是钾、镁离子平衡，低钾血症者推荐使用门冬氨酸钾镁、枸橼酸钾、氯化钾缓释片	Ⅱa 类	C 级

10. 老年高血压合并多器官功能不全（表 2-12）

表 2-12 老年高血压合并多器官功能不全的诊治流程

推荐	推荐类别	证据水平
建议采用 CGA，APACHE Ⅱ /APACHE Ⅲ 或 MODS 等工具综合评估老年患者的血压状态和 MODSE 并制定治疗决策，以最大程度促进患者康复和功能保存、降低死亡风险为目标	Ⅱa 类	C 级
针对 MODS 诱发因素和基础疾病治疗，如控制肺部感染、改善器官组织循环或循环功能障碍，积极给予营养及支持治疗等	Ⅱa 类	C 级
启动降压治疗前应审慎评估降压治疗的获益风险比，治疗中应密切关注血压下降对组织灌注和器官功能造成的影响，避免血压过低或体位性血压改变	Ⅱa 类	C 级
存在衰弱状态的患者可放宽对血压管理的要求，建议启动降压治疗的参考血压水平为收缩压 > 160 mmg，参考血压控制目标收缩压 <150 mmHg，且不低于 130 mmHg	Ⅱa 类	C 级
在降压治疗同时应积极预防发生急性脑卒中、大出血、弥散性血管内凝血等严重并发症	Ⅱb 类	C 级

二、妊娠高血压

妊娠期高血压疾病严重威胁母儿健康和安全，是产科常见的并发症，也是孕产妇死亡的重要原因之一，尤其子痫前期－子痫是导致孕产妇及围生儿病死率升高的主要原因之一。

（一）妊娠期高血压疾病的分类

妊娠期高血压疾病为多因素发病，可基于孕妇的各种基础病理状况，也因受妊娠期间环境因素的影响，在妊娠期间病情的缓急不同，可呈现进展性变化，也可迅速恶化。

1. 妊娠期高血压

妊娠 20 周后首次出现高血压，收缩压 ≥ 140 mmHg 和（或）舒张压 ≥ 90 mmHg；尿蛋白检测阴性。收缩压 ≥ 160 mmHg 和（或）舒张压 ≥ 110 mmHg 为重度妊娠期高血压。

2. 子痫前期

妊娠 20 周后孕妇出现收缩压 ≥ 140 mmHg 和（或）舒张压 ≥ 90 mmHg，伴有下列任意 1 项：尿蛋白定量 ≥ 0.3 g/24h，或尿蛋白/肌酐比值 ≥ 0.3，或随机尿蛋白 ≥（＋）（无条件进行蛋白定量时的检查方法）；无蛋白尿但伴有以下任何 1 种器官或系统受累：心、肺、肝、肾等重要器官，或血液系统、消化系统、神经系统的异常改变，胎盘－胎儿受到累及等。子痫前期也可发生在产后。

血压和（或）尿蛋白水平持续升高，或孕妇器官功能受累或出现胎盘－胎儿并发症，是子痫前期病情进展的表现。子痫前期孕妇出现下述任一表现为重度子痫前期：

（1）血压持续升高不可控制：收缩压 ≥ 160 mmHg 和（或）舒张压 ≥ 110 mmHg。

（2）持续性头痛、视觉障碍或其他中枢神经系统异常表现。

（3）持续性上腹部疼痛及肝包膜下血肿或肝破裂表现。

（4）转氨酶水平异常：血丙氨酸转氨酶或天冬氨酸转氨酶水平升高。

（5）肾功能受损：尿蛋白定量 > 2.0 g/24h；少尿（24 h 尿量 < 400 ml，

或每小时尿量＜17 ml），或血肌酐水平＞106 μmol/L。

（6）低蛋白血症伴腹水、胸腔积液或心包积液。

（7）血液系统异常：血小板计数呈持续性下降并低于 100×10^9/L；微血管内溶血，表现有贫血、血乳酸脱氢酶水平升高或黄疸。

（8）心力衰竭。

（9）肺水肿。

（10）胎儿生长受限或羊水过少、胎死宫内、胎盘早剥等。

3. 子痫

子痫前期基础上发生不能用其他原因解释的强直性抽搐，可以发生在产前、产时或产后，也可以发生在无临床子痫前期表现时。

（二）妊娠合并慢性高血压

孕妇存在各种原因的继发性或原发性高血压，各种慢性高血压的病因、病程和病情表现不一，如孕妇既往存在高血压或在妊娠 20 周前发现收缩压≥ 140 mmHg 和（或）舒张压≥ 90 mmHg，妊娠期无明显加重或表现为急性严重高血压；或妊娠 20 周后首次发现高血压但持续到产后 12 周以后。

（三）慢性高血压伴发子痫前期

慢性高血压孕妇妊娠 20 周前无蛋白尿，妊娠 20 周后出现尿蛋白定量≥ 0.3 g/24 h 或随机尿蛋白≥（＋），清洁中段尿并排除尿少、尿比重增高时的混淆；或妊娠 20 周前有蛋白尿，妊娠 20 周后尿蛋白量明显增加；或出现血压进一步升高等上述重度子痫前期的任何 1 项表现。慢性高血压并发重度子痫前期的靶器官受累及临床表现时，临床上均应按重度子痫前期处理。

（四）影响子痫前期发病的风险因素

表 2-13　影响子痫前期发病的风险因素

类别	风险因素
病史及家族遗传史	既往子痫前期史，子痫前期家族史（母亲或姐妹），高血压遗传因素等
一般情况	年龄 ≥ 35 岁，妊娠前 BMI ≥ 28 kg/m^2
有内科疾病史或隐匿存在（潜在）的基础病理因素或疾病	高血压病、肾脏疾病、糖尿病或自身免疫性疾病如系统性红斑狼疮、抗磷脂综合征等，存在高血压危险因素如阻塞性睡眠呼吸暂停
本次妊娠的情况	初次妊娠、妊娠间隔时间 ≥ 10 年；收缩压 ≥ 130 mmHg 或舒张压 ≥ 80 mmHg（首次产前检查时、妊娠早期或妊娠任何时期检查时）、妊娠早期尿蛋白定量 ≥ 0.3 g/24 h 或持续存在随机尿蛋白 ≥（＋）、多胎妊娠
本次妊娠的产前检查情况	不规律的产前检查或产前检查不适当（包括产前检查质量的问题），饮食、环境等因素

（五）诊断

1. 病史

注意排查各种风险因素，询问孕妇显现或隐匿的基础疾病。

2. 高血压

（1）血压的测量方法：测量血压前，被测者至少安静休息 5 min。测量取坐位或卧位。注意肢体放松，袖带大小合适。通常测量右上肢血压，袖带应与心脏处于同一水平，必要时测量两臂了解血压的增高情况。

（2）高血压的定义：妊娠期的高血压定义为同一手臂至少 2 次测量的收缩压 ≥ 140 mmHg 和（或）舒张压 ≥ 90 mmHg。

对首次发现血压升高者，应间隔 4 h 或以上复测血压，如 2 次测量均为收缩压 ≥ 140 mmHg 和（或）舒张压 ≥ 90 mmHg 诊断为高血压。

对严重高血压孕妇，即收缩压 ≥ 160 mmHg 和（或）舒张压 ≥ 110 mmHg 者，间隔数分钟重复测定后即可以诊断。

收缩压≥ 160 mmHg 和（或）舒张压≥ 110 mmHg 为重度高血压，如急性发作、持续＞ 15 min 为持续性重度高血压，也称为高血压急症。

3. 蛋白尿

所有孕妇每次产前检查时均应检测尿蛋白或尿常规。尿常规检查应选用清洁中段尿。可疑子痫前期孕妇应检测 24 h 尿蛋白定量，尿蛋白≥ 0.3 g/24h 或尿蛋白 / 肌酐比值≥ 0.3，或随机尿蛋白≥（+）定义为蛋白尿。

4. 鉴别诊断

当出现早发子痫前期或妊娠 20 周前出现了类似子痫前期的临床表现，需要及时与自身免疫性疾病、血栓性血小板减少性紫癜、肾脏疾病、滋养细胞疾病、溶血性尿毒症综合征鉴别；不伴有蛋白尿的妊娠期高血压更易表现为血小板减少和肝功能受损；伴有蛋白尿的妊娠期高血压注意与肾脏疾病、自身免疫性疾病鉴别；如产后病情不缓解，应注意是否有溶血性尿毒症综合征；注意子痫及后部可逆性脑病综合征与癫痫、其他原因的脑动脉缺血或梗死、颅内出血等情况的鉴别。

5. 早期识别

子痫前期 - 子痫存在多因素发病也使临床表现呈现多样性和复杂性，个体的首发症状表现不一。需注意单项血压升高或单项蛋白尿、胎儿生长受限及血小板下降，都可能是子痫前期的首发症状，也有部分孕妇发病时并无高血压或蛋白尿。子痫发作前期，有以头痛或视力障碍为首发表现者，也有仅表现为上腹部疼痛者，有反射亢进表现者，有头痛或视力障碍与上腹部疼痛都存在者。也有部分孕妇仅存在实验室检查指标异常，如血小板计数＜ 100×10^9/L、转氨酶水平异常（如谷丙氨酸转移酶≥ 70 U/L、血肌酐水平＞ 106 μmol/L、低蛋白血症等。注意临床表现存在渐进性或迅速发展性，甚至可在 2 ～ 3 d 内迅速恶化。

6. 实验室检查

（1）妊娠期出现高血压时：应注意进行以下常规检查和必要时的复查，血常规、尿常规、肝功能、血脂、肾功能、凝血功能、心电图、产科超声检查。

尤其是对于妊娠 20 周后才开始进行产前检查的孕妇，应注意了解和排除孕妇的基础疾病和慢性高血压，注意血脂、血糖水平，甲状腺功能、凝血功能等的检查或复查，注意动态血压监测，注意眼底改变或超声心动图检查。

（2）出现子痫前期及子痫时：应视病情发展和诊治需要在上述基础上酌情增

加以下检查，并注意依据病情动态检查：排查自身免疫性疾病；高凝状况检查；血电解质；眼底检查；超声等影像学检查肝、肾等器官及胸腹水情况；动脉血气分析；心脏彩超及心功能检测；超声检查和监测胎儿生长发育指标；头颅 CT 或 MRI 检查。

（六）处理

及时终止妊娠是治疗子痫前期－子痫的重要手段。

治疗基本原则概括为：正确评估整体母儿情况；孕妇休息镇静，积极降压，预防抽搐及抽搐复发，有指征的利尿，有指征的纠正低蛋白血症；密切监测母儿情况以预防和及时治疗严重并发症，适时终止妊娠，治疗基础疾病，做好产后处置和管理。

对患不同妊娠期高血压疾病的孕妇应分层、分类管理，如：

（1）妊娠期高血压者：休息、镇静，监测母儿情况，酌情降压治疗，重度妊娠期高血压按重度子痫前期处理。

（2）子痫前期者：有指征的降压、利尿和纠正低蛋白血症，预防抽搐，镇静，密切监测母儿情况，预防和治疗严重并发症的发生，适时终止妊娠。

（3）子痫者：治疗抽搐，预防抽搐复发和并发症，病情稳定后终止妊娠。

（4）妊娠合并慢性高血压者：动态监测血压变化，以降压治疗为主，注意预防子痫前期的发生。

（5）慢性高血压伴发子痫前期者：兼顾慢性高血压和子痫前期的治疗，伴发重度子痫前期临床征象者按重度子痫前期处理。

1. 评估和监测

妊娠期高血压疾病的病情复杂、变化快，分娩和产后的生理变化及各种不良刺激等均可导致病情加重。对产前、产时和产后的病情进行密切监测和评估十分重要，目的在于了解病情轻重和进展情况，及时合理干预，早防早治，避免不良妊娠结局的发生。

（1）基本监测：注意孕妇头痛、眼花、胸闷、上腹部不适或疼痛及其他消化系统症状、下肢和（或）外阴明显水肿，检查血压的动态变化、体重、尿量变化和血、尿常规，注意胎动、胎心和胎儿生长趋势等。

（2）孕妇的特殊检查：包括眼底、重要器官的功能、凝血功能，血脂、血尿酸水平，尿蛋白定量和电解质水平等的检查，有条件的医疗机构应检查自身免疫性疾病的相关指标。如果为早发子痫前期或重度子痫前期或存在 HELLP 综合征表现更要及时排查自身免疫性疾病的相关指标，有条件时做血栓性血小板减少性紫癜、溶血性尿毒症综合征等鉴别指标的检查，注意与妊娠期急性脂肪肝鉴别。

（3）胎儿的特殊检查：包括胎儿电子监护、超声监测胎儿生长发育、羊水量，如可疑胎儿生长受限或存在胎儿生长受限趋势，严密动态监测。有条件的机构应注意检测脐动脉和胎儿大脑中动脉血流阻力等。

（4）检查项目和频度：根据病情决定，注意个体化，以便于掌握病情变化。诊断为子痫前期者，需要每周 1 次甚至每周 2 次的产前检查。

2. 一般治疗

（1）治疗地点：注意结合医疗水平和医疗情况行个体化处理。

（2）休息和饮食：应注意休息，以侧卧位为宜，保证充足的睡眠；保证摄入充足的蛋白质和热量；适度限制食盐摄入。为保证充足睡眠，必要时可睡前口服地西泮 2.5 ~ 5.0 mg。

3. 降压治疗

降压治疗的目的是预防心脑血管意外和胎盘早剥等严重母儿并发症。收缩压 ≥ 160 mmHg 和（或）舒张压 ≥ 110 mmHg 的高血压孕妇应进行降压治疗；收缩压 ≥ 140 mmHg 和（或）舒张压 ≥ 90 mmHg 的高血压孕妇建议降压治疗。

目标血压为：当孕妇未并发器官功能损伤，酌情将收缩压控制在 130 ~ 155 mmHg，舒张压控制在 80 ~ 105 mmHg；孕妇并发器官功能损伤，则收缩压应控制在 130 ~ 139 mmHg，舒张压应控制在 80 ~ 89 mmHg；血压不可低于 130/80 mmHg，以保证子宫胎盘血流灌注。

降压注意事项：降压注意个体化情况，降压过程力求平稳，控制血压不可波动过大，力求维持较稳定的目标血压；且在出现严重高血压，或发生器官损害如急性左心室功能衰竭时，需要紧急降压到目标血压范围，注意降压幅度不能太大，以平均动脉压的 10% ~ 25% 为宜，24 ~ 48 h 达到稳定；降压手段包括生活干预和药物降压。

常用的降压药物有肾上腺素能受体阻滞剂、钙离子通道阻滞剂及中枢性肾上腺素能神经阻滞剂等类药物。

（1）拉贝洛尔：为 α、β 肾上腺素能受体阻滞剂。口服用法：50 ~ 150 mg，3 ~ 4 次 /d。静脉注射：初始剂量为 20 mg，10 min 后如未有效降压则剂量加倍，最大单次剂量 80 mg，直至血压被控制，每日最大总剂量 220 mg。静脉滴注：50 ~ 100 mg 加入 5% 葡萄糖溶液 250 ~ 500 ml，根据血压调整滴速，血压稳定后改口服。

（2）硝苯地平：为二氢吡啶类钙离子通道阻滞剂（国内为片剂）。口服用法：5 ~ 10 mg，3 ~ 4 次 /d，24 h 总量不超过 60 mg；缓释片 30 mg 口服，1 ~ 2 次 /d。

（3）尼莫地平：为二氢吡啶类钙离子通道阻滞剂，可选择性扩张脑血管。口服用法：20 ~ 60 mg，2 ~ 3 次 /d。静脉滴注：20 ~ 40 mg 加入 5% 葡萄糖溶液 250 ml，每天总量不超过 360 mg。

（4）尼卡地平：为二氢吡啶类钙离子通道阻滞剂。口服用法：初始剂量 20 ~ 40 mg，3 次 /d。静脉滴注：每小时 1 mg 为起始剂量，根据血压变化每 10 min 调整 1 次用量；高血压急症，用生理盐水或 5% 葡萄糖溶液稀释后，以盐酸尼卡地平计，0.01% ~ 0.02%（1 ml 中的含量为 0.1 ~ 0.2 mg）的溶液静脉滴注（每分钟 0.5 ~ 6 μg/kg 的滴注速度，从每分钟 0.5 μg/kg 开始），将血压降到目标值后，边监测血压边调节滴注速度。

（5）酚妥拉明：为 α 肾上腺素能受体阻滞剂。静脉滴注：10 ~ 20 mg 溶于 5% 葡萄糖溶液 100 ~ 200 ml，以 10 μg/min 的速度开始静脉滴注，应根据降压效果调整滴注速度。

（6）硝酸甘油：作用于氧化亚氮合酶，可同时扩张静脉和动脉，降低心脏前、后负荷，主要用于合并急性心力衰竭和急性冠脉综合征时的高血压急症的降压治疗。起始剂量 5 ~ 10 μg/min 静脉滴注，每 5 ~ 10 min 增加滴速至维持剂量 20 ~ 50 μg/min。

（7）硝普钠：为强效血管扩张剂。静脉滴注：50 mg 加入 5% 葡萄糖溶液 500 ml 按每分钟 0.5 ~ 0.8 μg/kg 缓慢静脉滴注。妊娠期仅适用于其他降压药物无效的高血压危象孕妇。产前应用时间不宜超过 4 h。

（8）对于出现的急性重度或持续性重度高血压的几种临床情形：

① 若为未使用过降压药物者，可以首选口服，每 10 ～ 20 min 监测血压，血压仍高则重复给药，2 ～ 3 次后效果不显立即改用静脉给药。例如口服速效硝苯地平 10 mg，但注意每 10 ～ 20 min 监测血压，如血压仍 > 160/110 mmHg，再口服 20 mg；20 min 复测血压未下降，可再口服 20 mg；20 min 复测血压仍未下降，应该用静脉降压药物。

② 若是在使用口服降压药物过程中出现了持续性重度高血压，应该考虑使用静脉降压方法。

③ 降压达标后，仍需要严密监测血压变化（如 1 h 内每 10 min 测量 1 次，以后每 15 min 测量 1 次维持 1 h，再每 30 min 测量 1 次维持 1 h，接着每 1 小时测量 1 次维持 4 h），有条件的机构应予持续心电监护监测血压，依据病情注意个体化处理。

4. 硫酸镁防治子痫

硫酸镁是治疗子痫和预防抽搐复发的一线药物，也是对于重度子痫前期预防子痫发作的用药。除非存在硫酸镁应用禁忌证或者硫酸镁治疗效果不佳，否则不推荐使用苯巴比妥和苯二氮䓬类药物（如地西泮）用于子痫的预防或治疗；对于非重度子痫前期孕妇也可酌情考虑应用硫酸镁。

（1）用法：

① 子痫抽搐：静脉用药负荷剂量为 4 ～ 6 g，溶于 10% 葡萄糖溶液 20 ml 静脉推注 15 ～ 20 min，或溶于 5% 葡萄糖溶液 100 ml 快速静脉滴注，继而 1 ～ 2 g/h 静脉滴注维持。或者夜间睡眠前停用静脉给药，改用肌内注射，用法为 25% 硫酸镁 20 ml +2% 利多卡因 2 ml 臀部深部肌内注射。24 h 硫酸镁总量为 25 ～ 30 g。

② 预防子痫发作：适用于重度子痫前期和子痫发作后，负荷剂量 2.5 ～ 5.0 g，维持剂量与控制子痫处理相同。用药时间根据病情需要调整，一般每天静脉滴注 6 ～ 12 h，24 h 总量不超过 25 g。

③ 子痫复发抽搐：可以追加静脉负荷剂量用药 2 ～ 4 g，静脉推注 2 ～ 3 min，继而 1 ～ 2 g/h 静脉滴注维持。

④ 若为产后新发现高血压合并头痛或视力模糊，建议启用硫酸镁预防产后子痫前期 - 子痫。

⑤ 控制子痫抽搐 24 h 后需要再评估病情，病情不稳定者需要继续使用硫酸镁预防复发抽搐。

（2）注意事项：血清镁离子的有效治疗浓度为 1.8 ~ 3.0 mmoL/L，> 3.5 mmol/L 即可出现中毒症状。使用硫酸镁的必备条件为：

① 膝腱反射存在。

② 呼吸 ≥ 16 次 /min。

③ 尿量 ≥ 25 ml/h（即 ≥ 600 ml/d）。

④ 备有 10% 葡萄糖酸钙。镁离子中毒时停用硫酸镁并缓慢（5 ~ 10 min）静脉推注 10% 葡萄糖酸钙 10 ml。如孕妇同时合并肾功能障碍、心功能受损或心肌病、重症肌无力等，或体重较轻者，则硫酸镁应慎用或减量使用。条件许可，用药期间可监测孕妇的血清镁离子浓度。

5. 扩容治疗

子痫前期孕妇需要限制补液量以避免肺水肿。

6. 镇静药物的应用

应用镇静药物的目的是缓解孕产妇的精神紧张、焦虑症状、改善睡眠、预防并控制子痫，应个体化酌情应用。

（1）地西泮：2.5 ~ 5.0 mg 口服，2 ~ 3 次 /d，或者睡前服用；必要时地西泮 10 mg 肌内注射或静脉注射（> 2 min）。

（2）苯巴比妥：镇静时口服剂量为 30 mg，3 次 /d。控制子痫时肌内注射 0.1 g。

（3）冬眠合剂：冬眠合剂由氯丙嗪（50 mg）、哌替啶（100 mg）和异丙嗪（50 mg）3 种药物组成，通常以 1/3 ~ 1/2 量肌内注射，或以半量加入 5% 葡萄糖溶液 250 ml 静脉滴注。

7. 应用利尿剂的时机

子痫前期孕妇不主张常规应用利尿剂，仅当孕妇出现全身性水肿、肺水肿、脑水肿、肾功能不全、急性心力衰竭时，可酌情使用呋塞米等快速利尿剂。甘露醇主要用于脑水肿，甘油果糖适用于肾功能有损害的孕妇。

8. 低蛋白血症的纠正问题

严重的低蛋白血症伴腹水、胸腔积液或心包积液者，应补充白蛋白或血浆，同时注意配合应用利尿剂及严密监测病情变化。

9. 促胎肺成熟

妊娠 < 34 周并预计在 1 周内分娩的子痫前期孕妇，均应接受糖皮质激素促胎肺成熟治疗。用法：地塞米松 5 mg 或 6 mg 肌内注射，1 次 /12 h，连续 4 次；或倍他米松 12 mg，肌内注射，1 次 /d，连续 2 d。

10. 分娩时机和方式

子痫前期孕妇经积极治疗而母儿状况无改善或者病情持续进展的情况下，达到一定孕周，应考虑终止妊娠。

（1）与孕周相关的终止妊娠时机：

① 妊娠期高血压、病情未达重度的子痫前期孕妇可期待至妊娠 37 周终止妊娠。

② 重度妊娠期高血压及重度子痫前期：妊娠不足 26 周的孕妇经治疗病情危重者建议终止妊娠。妊娠 26 周～不满 28 周的孕妇根据母儿情况及当地医院母儿诊治能力决定是否可以行期待治疗。妊娠 28 周～ 34 周，如病情不稳定，经积极治疗病情仍加重，应终止妊娠；如病情稳定，可以考虑期待治疗，并建议转至具备早产儿救治能力的医疗机构。妊娠 > 34 周的孕妇，存在威胁母儿的严重并发症和危及生命者，应考虑终止妊娠；妊娠 > 34 周的孕妇虽孕妇病情稳定，存在胎儿生长受限并伴有脐血流异常及羊水过少者，考虑终止妊娠；妊娠 > 34 周仅仅表现为胎儿生长受限而无胎盘脐血流改变也无羊水过少者，需要在严密监测母儿的情况下才能考虑期待治疗；妊娠 > 34 周的孕妇，如仅仅尿蛋白 > 2 g/24h，而无其他重度子痫前期特征，可以实施严密监测下的期待治疗，尿蛋白 > 2 g/24h 不是单纯决定终止妊娠的指标。

③ 子痫：控制病情后即可考虑终止妊娠。

（2）与病情相关的终止妊娠指征：

①出现子痫前期的严重并发症：子痫前期的严重并发症包括重度高血压不可控制、高血压脑病和脑血管意外、后部可逆性脑病综合征、子痫、心力衰竭、肺水肿、完全性和部分性 HELLP 综合征、弥散性血管内凝血、胎盘早剥和胎死宫内。重要的是进行病情程度的分析和个体化的评估，既不误终止时机又要争取促胎肺成

熟的时间，孕妇因素和胎盘 - 胎儿因素的整体评估是终止妊娠的决定性因素，尤其需要个体化处置。

② 重度子痫前期发生母儿严重并发症者，需要稳定孕妇状况后尽早终止妊娠，不考虑是否完成促胎肺成熟。

③ 当存在孕妇器官系统受累时，评定孕妇器官累及程度和发生严重并发症的紧迫性以及胎儿安危情况，综合考虑终止妊娠时机，例如血小板计数 $< 100 \times 10^9$/L、转氨酶水平轻度升高、肌酐水平轻度升高、羊水过少、脐血流反向或伴胎儿生长受限等，可在稳定病情和严密监护之下尽量争取给予促胎肺成熟后终止妊娠。

④ 对已经发生胎死宫内者，可在稳定病情后终止妊娠。总之，孕妇因素和胎盘 - 胎儿因素的整体评估是终止妊娠的决定性因素，尤其需要个体化处置。

⑤ 蛋白尿及其程度虽不作为终止妊娠的单一指征，却是综合性评估的重要指标之一，需注意结合母儿整体状况进行评估。如评估孕妇低蛋白血症、伴发腹腔积液和（或）胸腔积液的严重程度及心肺功能，评估孕妇伴发存在的基础疾病（如自身免疫性疾病系统性红斑狼疮、肾脏疾病等）情况，尤其是对于高血压伴蛋白尿的子痫前期更要注意与存在的肾功能受损和其他器官受累情况综合分析，以确定终止妊娠的时机。

（3）终止妊娠的方式：注意个体化处理。妊娠期高血压孕妇，如无产科剖宫产术指征，原则上考虑阴道试产；但如果不能短时间内阴道分娩，病情有可能加重，可考虑放宽剖宫产术的指征；对于已经存在如前述的各类孕妇严重并发症，剖宫产术是迅速终止妊娠的手段。

（4）分娩期间的注意事项：

① 密切观察自觉症状。

② 监测血压并继续降压治疗，应将血压控制在 < 160/110 mmHg；注意硫酸镁的继续使用和启用。

③ 监测胎心率的变化。

④ 积极预防产后出血。

⑤ 产时、产后不可应用任何麦角新碱类药物。

11. 子痫的处理

子痫前期－子痫在临床上可以跳跃性发展，并非都是渐进性发展，子痫可以发生在子痫前期临床表现的基础上，可以发生在重症者，也可以发生在临床尚未发现高血压和蛋白尿时。子痫可以发生在产前、产时或产后，一部分可发生在产后 48～72 h 或更晚，也可发生在使用硫酸镁时。78%～83%的子痫孕妇会有不同的前驱症状，如持续性枕部或前额的疼痛、视物模糊、畏光、精神状态改变等。子痫还可发生在无任何前驱表现或症状的孕妇。头痛可以反映颅内压升高、脑水肿和高血压脑病等。

子痫发作时的紧急处理包括一般急诊处理、硫酸镁和降高血压药物的应用、预防抽搐复发、适时终止妊娠、预防并发症等。应注意子痫前期相关病因的治疗，如孕妇的自身免疫性疾病、糖尿病、肾脏疾病和心血管疾病等。诊治子痫的过程中，要注意与其他抽搐性疾病（如癔症、癫痫、颅脑病变等）进行鉴别。同时，应监测心、肝、肾、中枢神经系统等重要器官系统的功能、凝血功能和水电解质及酸碱平衡。

（1）一般急诊处理：子痫发作时应预防孕妇坠地外伤、唇舌咬伤，须保持气道通畅，维持呼吸、循环功能稳定，密切观察生命体征、尿量（留置导尿管监测）等。避免声、光等一切不良刺激。

（2）硫酸镁：硫酸镁是治疗子痫及预防抽搐复发的首选药物。硫酸镁的用法及注意事项参见前文。子痫孕妇抽搐后或产后需继续应用硫酸镁 24～48 h，并进一步评估是否继续应用。当孕妇存在硫酸镁应用禁忌证或硫酸镁治疗无效时，可考虑应用地西泮、苯巴比妥或冬眠合剂控制抽搐。在使用镇静药物时注意发生误吸及时气管插管和机械通气。

（3）控制血压和预防并发症：脑血管意外是子痫孕产妇死亡的最常见原因。当持续收缩压 ≥ 160 mmHg 和（或）舒张压 ≥ 110 mmHg 时要积极降压以预防心脑血管并发症，具体参见前文。注意监测子痫之后的胎盘早剥、肺水肿等并发症。发生肺水肿注意及时气管插管和机械通气。

（4）适时终止妊娠：子痫孕妇抽搐控制后即可考虑终止妊娠。

（5）子痫前期－子痫发生的病因性治疗：控制子痫后，注意查找病因，如存在自身免疫性疾病（系统性红斑狼疮、干燥综合征、系统性硬化病或抗磷脂综合征等），注意进行积极的免疫性激素治疗和抗凝治疗；如存在甲状腺功能亢进，注意抗甲状腺功能治疗等。

12. 产后处理

重度子痫前期孕妇产后应继续使用硫酸镁至少 24 ～ 48 h，预防产后子痫；注意产后迟发型子痫前期及子痫（发生在产后 48 h 后的子痫前期及子痫）的发生。子痫前期孕妇产后 1 周内是产褥期血压波动的高峰期，高血压、蛋白尿等症状仍可能反复出现甚至加重，此期仍应每天监测血压。如产后血压升高≥ 150/100 mmHg，应继续给予降压治疗。哺乳期可继续应用产前使用的降压药物，但禁用 ACEI 和 ARB 类（卡托普利、依那普利除外）降压药物。产后血压持续升高要注意评估和排查孕妇其他系统疾病的存在。注意监测及记录产后出血量。孕妇重要器官功能稳定后方可出院。

（七）预测和预防

加强教育，提高公众对妊娠相关高血压疾病的认识；强化医务人员培训，注意识别子痫前期的高危因素；应在妊娠前、妊娠早期和对任何时期首诊的孕妇进行高危因素的筛查、预测和预防。

1. 注意子痫前期发病风险因素筛查

妊娠前和妊娠各期产科检查首诊时都要注意临床风险因素的筛查。

2. 注意预警信息和评估

子痫前期的预警信息包括病理性水肿、体重过度增加、血压处于正常高限 [也称为高血压前期：收缩压为 131 ～ 139 mmHg 和（或）舒张压81 ～ 89 mmHg]、血压波动（相对性血压升高）、胎儿生长受限趋势、血小板计数呈下降趋势及无原因的低蛋白血症等。对于出现的各种预警信息，需要仔细排查各种原因和予以矫正。要密切监测血压变化，增加产前检查的次数，注意孕妇的自觉症状，必要时住院观察。

3. 子痫前期的预测

妊娠期高血压疾病孕妇发病背景复杂，尤其是子痫前期病因尚不清楚，至今仍未能建立有效且特异性高的子痫前期预测方法。已有大量研究验证了血管生成因子，如 sFlt - 1（Soluble Fms-like tyrosine kinase receptor-1，可溶性血管内皮生长因子受体 1）、PIGF（Placental Growth Factor，胎盘生长因子）、可溶性内皮因子，可在妊娠中期对早发子痫前期的预测起到一定作用。sFlt - 1/PIGF 比值对短期预测子痫前期具有临床价值，sFlt - 1/PIGF 比值 ≤ 38 时阴性预测值（排除 1 周内的子痫前期）为 99.3%；sFlt - 1/PIGF 比值 > 38 时阳性预测值（预测 4 周内的子痫前期）为 36.7%。最新的研究提出最佳的预测方法是联合孕妇的风险因素与其平均动脉压、PIGF、子宫动脉搏动指数，准确性更高。孕妇风险因素仍是妊娠早期排查和筛选高危群体的重要临床指标。

4. 预防措施

应进行适当的产前检查及进行足够的饮食营养管理。饮食营养是贯穿妊娠期的重要发病影响因素，应保证蛋白质摄入；提高产前检查的质量，例如对于妊娠期高血压注意每次产前检查的尿蛋白问题。加强孕妇自身依从性的提高。

对于低钙摄入人群（< 600 mg/d），推荐口服钙补充量至少为 1 g/d 以预防子痫前期。

推荐对存在子痫前期复发风险如存在子痫前期史、尤其是较早发生的子痫前期史或重度子痫前期史的孕妇，对有胎盘疾病史如胎儿生长受限、胎盘早剥病史，对存在肾脏疾病及高凝状况等子痫前期高危因素者，可以在妊娠早中期（妊娠12 ~ 16 周）开始每天服用小剂量阿司匹林（50 ~ 150 mg），依据个体因素决定用药时间，预防性应用可维持到妊娠 26 ~ 28 周。但是，仍需注意对孕妇的基础疾病和前次子痫前期发病因素进行排查；对于存在基础疾病如自身免疫性疾病等的孕妇，并非仅仅给予小剂量阿司匹林，应建议妊娠前在专科做病情评估，以便能获得针对性药物的及早治疗和子痫前期预防的双重目的。目前国外指南多推荐低风险人群（曾经成功足月妊娠者）以外的中高风险人群应用小剂量阿司匹林作为预防手段，但也应承认推荐范围过于宽泛。所以，即使应用了小剂量阿司匹林作为预防手段也不要忽视对子痫前期发病的警觉性和严密监控及干预。有发病风险的人群在妊娠前做好专科评估，评估妊娠风险，共同制定保健计划。

（八）分级管理

1. 危重孕妇的转诊

应进行不同级别医疗机构分级管理。各级医疗机构需制定重度子痫前期和子痫孕妇的抢救预案，建立急救绿色通道，完善危重孕妇的救治体系。重度子痫前期（包括重度妊娠期高血压）和子痫孕妇（控制平稳后）建议在三级医疗机构治疗，以提高防治严重并发症的医疗水准和能力。接受转诊的医疗机构应有多学科联合救治能力，需设有抢救绿色通道，重症抢救人员、设备和物品配备合理、齐全。转出的医疗机构应在积极治疗的同时联系上级医疗机构，在保证转运安全的情况下转诊，应有医务人员护送，同时应有硫酸镁和降压药物的处置，必须做好病情资料的交接。如未与转诊医疗机构联系妥当，或孕妇生命体征不稳定，或估计短期内产程有变化等，则应就地积极抢救同时积极组织商请会诊。

2. 产后随访

产后 6 周孕妇的血压仍未恢复正常时，应于产后 12 周再次复查血压，以排除慢性高血压，必要时建议至内科诊治。

3. 生活健康指导

妊娠期高血压疾病特别是重度子痫前期孕妇远期罹患心脏病和高血压、肾脏疾病、血栓形成的风险增加，而且许多发病因素在子痫前期之前就存在，应充分告知孕妇上述风险，加强筛查与自我健康管理，注意进行包括尿液分析、血肌酐、血糖、血脂水平及心电图在内的检查。鼓励健康的饮食和生活习惯，如规律的体育锻炼、控制食盐摄入（＜ 6 g/d）、戒烟等。鼓励超重孕妇控制体重至体质指数为 18.5 ～ 25.0 kg/m^2，腹围＜ 80 cm，以减小再次妊娠时的发病风险，并能利于长期健康。

三、儿童与青少年高血压

（一）儿童与青少年高血压的特点

儿童与青少年（指 18 岁以下人群，简称"儿童"）时期发生的高血压，以原发性高血压为主，多数表现为血压水平的轻度升高（1 级高血压），通常没有不适感，无明显临床症状。除非定期体检时测量血压，否则不易被发现。原发性高血压的比例随着年龄升高，青春期前后发生的高血压多为原发性。

（二）儿童高血压的影响因素

肥胖是关联性最高的危险因素，30% ～ 40% 的儿童原发性高血压伴有肥胖；

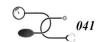

其他危险因素包括父母高血压史、低出生体重、早产、盐摄入过多、睡眠不足及体力活动缺乏等。

（三）儿童继发性高血压

继发性高血压多表现为血压显著升高，但也可表现为轻、中度升高。继发性高血压的病因比较明确，如肾脏疾病、肾动脉狭窄、主动脉缩窄、内分泌疾病或药物等，其中肾脏疾病是继发性高血压的首位病因，占继发性高血压的80%左右。

（四）儿童高血压的近、远期健康损害

30%～40%的儿童在被诊断为高血压的时候已经出现靶器官损害的早期改变，以左心室构型改变为主，其他改变包括血管内膜中层增厚、大中动脉弹性降低、肾脏功能下降和眼底动脉硬化。

儿童高血压可持续至成年，在没有干预的情况下，约40%的高血压儿童发展成为成年高血压病人。高血压儿童在成年后发生心血管疾病及肾脏疾病的风险明显增加。

（五）儿童与青少年高血压的测量及诊断评估

1. 血压的测量

选择合适尺寸袖带对准确测量儿童血压至关重要，表2-14为血压计袖带的型号、对应的上臂围及儿童年龄范围。为了保持与建立标准所测量的血压数据一致，应常规测量右上臂肱动脉血压。对初次测量血压的儿童，应测量四肢血压以排除主动脉狭窄；同时测量不同体位（坐、卧、立）血压以发现体位性高血压。

建议对3岁及以上儿童每年体检时，在条件允许情况下，同时测量血压，并与体格发育指标一起进行监测。

表 2-14　血压计袖带的型号、对应的上臂围及儿童年龄范围

袖带型号	上臂围 /cm	年龄段 / 岁
SS	12 ~ 18	3 ~ 5
S	18 ~ 22	6 ~ 11
M	22 ~ 32	≥ 12
L	32 ~ 42	–
XL	42 ~ 50	–

2.血压评价标准

（1）《中国高血压防治指南 2018 年修订版》制定出中国 3 ~ 17 岁男、女年龄别和身高别的血压参照标准（简称"表格标准"，见附录 1），根据每岁组不同身高水平对应的血压 P50、P90、P95 和 P99 值，判定儿童血压水平，SBP和（或）DBP ≥ P95 为高血压，P90 ~ P95 或 ≥ 120 /80 mmHg 为"正常高值血压"。

（2）首先采用简化后的"公式标准"（表 2-15）进行初步判断，其判定的结果与"表格标准"诊断儿童高血压的一致率接近 95%。对公式标准筛查出的可疑高血压患儿，再进一步采用"表格标准"确定诊断。

表 2-15　儿童血压公式标准

性别	SBP/mmHg	DBP/mmHg
男	100 + 2 x Age	65 + Age
女	100 + 1.5 x Age	65 + Age

注：本表基于"表格标准"中的 P5 制定，用于快速筛查可疑的高血压儿童。

3. 诊断性评估

（1）对儿童原发性高血压的诊断性评估包括 4 个方面，根据评估结果，制订相应的治疗计划。

① 评估血压水平的真实性，进行高血压程度分级。

② 排除继发性高血压。

③ 检测与评估靶器官损害及程度。

④ 评估糖尿病等其他合并症。

（2）儿童高血压的个体诊断需要根据连续 3 个时点的血压水平进行评估，两个时点间隔 2 周以上，只有 3 个时点的 SBP 和（或）DBP 均 ≥ P95 方可诊断为高血压。然后进行高血压程度分级：① 1 级高血压：（P95 ~ P99）+ 5 mmHg。② 2 级高血压：≥ P99 + 5 mmHg（见图 2- 2）。

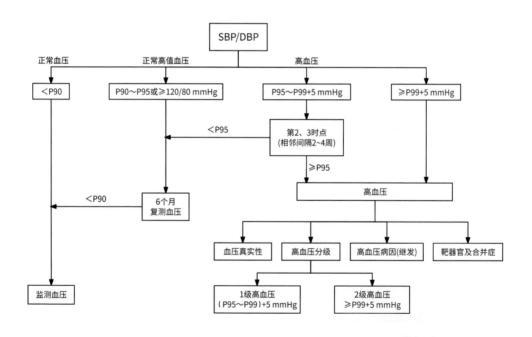

图 2-2　儿童高血压的诊断分级

（3）儿童"白大衣高血压"和"直立性高血压"较为常见，可通过动态血压监测或直立倾斜试验予以鉴别。

（六）治疗

1. 血压控制目标

针对原发性高血压儿童，应将其血压降至 P95 以下；当合并肾脏疾病、糖尿病或出现靶器官损害时，应将血压降至 P90 以下，以减少对靶器官的损害，降低远期心血管病发病风险。

2. 病因治疗

儿童继发性高血压应针对病因治疗。

3. 生活方式干预

高血压儿童应首先改善生活方式并贯穿始终，包括：

（1）肥胖儿童应控制体重，在保证身高发育同时，延缓 BMI 上升趋势，降低体脂肪含量。

（2）增加有氧和抗阻力运动，减少静态活动时间。

（3）调整膳食结构及品种多样化，控制总能量及脂肪供能比；按照 WHO 针对儿童的建议标准，控制膳食盐和含糖饮料摄入，养成健康饮食习惯。

（4）避免持续性精神紧张状态。

（5）保证足够睡眠时间等。

多数患儿经过生活方式干预后，其血压可达到控制标准。与此同时，每年监测血压变化。对血压持续偏高儿童，可采用动态血压监测，识别"白大衣高血压"，了解血压的昼夜规律。

4. 药物治疗

（1）高血压合并下述任一及多种情况，或达到 2 级高血压时，启动药物治疗。

①出现高血压的临床症状。

② 糖尿病。

③ 继发性高血压。

④ 靶器官的损害。

（2）生活方式干预 6 个月后血压仍未达标，在继续生活方式干预同时可启动药物治疗；在生活方式干预期间，如血压上升至 2 级高血压或出现临床症状，也要进行药物治疗。

（3）儿童高血压的药物治疗原则是从小剂量、单一用药开始，同时兼顾个体化，根据疗效和血压水平变化调整治疗方案和治疗时限，必要时联合用药。具体治疗方法和操作见《实用儿科学》的专题章节。目前我国批准的儿童降压药品种有限，具体如下：

① ACEI：是最常使用的儿童降压药之一，被批准的儿童用药仅有卡托普利。

② 利尿剂：被批准的儿童用药有氨苯蝶啶、氯噻酮、氢氯噻嗪、呋塞米。

③ 二氢吡啶类 CCB：被批准的儿童用药有氨氯地平。

④ 肾上腺受体阻滞剂：被批准儿童用药有普萘洛尔、阿替洛尔及哌唑嗪。

⑤ ARB：目前尚无被批准的儿童用药。

注：儿童用药目前主要参考药品说明书，有儿童用药说明的可以采用，没有的则不推荐使用。

四、难治性高血压与顽固性高血压

（一）难治性高血压（Resistant Hypertension，RH）

1. 定义

根据《中国高血压防治指南 2018 年修订版》《2021 年 WHO 成人高血压防治药物治疗指南》及《2020 版加拿大难治性高血压管理指南》建议，目前中国难治性高血压定义为：在改善生活方式的基础上应用了可耐受的足够剂量且合理的 3 种降压药物（包括一种噻嗪类利尿剂）至少 4 周，诊室和诊室外（包括家庭自测血压和动态血压监测）血压仍未达标，或使用 ≥ 4 种药物才能使血压达标，称为难治性高血压。随着人口老龄化及生活水平的提高，难治性高血压发病率逐渐增加，不同研究显示难治性高血压占高血压药物治疗患者的 5% ~ 30%。高血压本身是最重要的心血管疾病危险因素之一，与普通高血压患者相比，难治性高血压患者的靶器官损害风险更高、预后更差，需要临床医生的高度重视。

2. 诊断与鉴别诊断

血压测量的准确性对于 RH 的诊断具有重要意义，测量时间、检测地点、患者准备程度、测量设备及其他影响因素等均可能影响血压测量结果，从而导致患者 RH 的误诊或漏诊。所以，在做出 RH 这一诊断前，确保准确测量血压也是至关重要。

确定患者是否属于 RH，需配合采用诊室血压及诊室外血压测量（家庭血压测量及动态血压监测），以排除"白大衣高血压"以及"假性高血压"。还要甄别易导致血压控制不良的其他因素：

（1）较常见的原因是患者治疗依从性差（未坚持服药）。

（2）降压药物选择使用不当（药物组合不合理、使用药物剂量不足）。

（3）应用了拮抗降压的药物，包括口服避孕药、环孢素、促红细胞生成素、糖皮质激素、非甾体类消炎药、抗抑郁药、可卡因及某些中药（如甘草、麻黄）等。

（4）其他影响因素如不良生活方式、肥胖、容量负荷过重（利尿剂治疗不充分、高盐摄入、进展性肾功能不全）。

（5）某些并存疾病状况，如糖尿病、血脂异常、慢性疼痛以及长期失眠、焦虑等。患者可能存在 1 种以上可纠正或难以纠正的原因。

（6）排除上述因素后，应该警惕继发性高血压的可能性，启动继发性高血压的筛查。

难治性高血压，实际上是高血压管理中的一种特殊状态，而不是一种特殊疾病。寻找高血压不达标的原因可能是难治性高血压的核心。根据《美国 AHA 难治性高血压科学声明》《中国高血压防治指南 2018 年修订版》及《2020 版加拿大难治性高血压管理指南》建议，难治性高血压可大致分为三种临床状态：

（1）真性难治性高血压。

（2）假性难治性高血压，即药物依从性差、白大衣效应或治疗惰性等原因导致的患者血压不能达标。

（3）表观难治性高血压，包括真性难治性高血压和假性难治性高血压，临床难以区分或明确（图 2-3）。

假性难治性高血压	真性难治性高血压
·药物依从性差 ·白大衣高血压 ·血压测量不规范 ·假性高血压 ·药物方案不合理 ·药物剂量使用不足	·生活方式影响 ·影响血压的特殊药物使用 ·睡眠呼吸暂停或睡眠呼吸低通气综合征 ·继发性高血压 ·严重的高血压靶器官损伤

图 2-3　假性难治性高血压和真性难治性高血压的特点

3. RH 的基层筛查流程

基层医院临床工作中，如接触到表观难治性高血压患者，可按照以下流程进行临床初筛，根据不同医院的临床工作能力及患者意愿，确立各自的转诊节点，形成基层难治性高血压人群的个体化管理流程，丰富高血压基层慢病筛防中心的特色化建设。

对于表观难治性高血压患者，建议基层医疗卫生机构的家庭医师团队对患者进行规范的健康教育，指导患者进行严格的生活方式改善，同时注意心理情绪干预、睡眠治疗改善等，定期随访评估患者药物依从性及血压波动情况。对于真性难治性高血压患者，需注意继发性高血压筛查（图 2-4）。

4. RH 的治疗策略（图 2-5）

（1）一般治疗：临床医生可通过加强患者教育、增加随访力度和推荐患者使用计时器、服药记录表、特殊药盒等方式，来提高依从性。在生活方式调整方面，建议患者适度运动、合理膳食，控制体重指数 < 24 kg/m^2；此外，还应当戒烟、限酒（男性酒精摄入量 < 20 ~ 30 g/d，女性减半）、限盐（摄入量 < 6 g/d）；同时注意心理调节，减轻精神压力，避免失眠及焦虑等。

（2）药物治疗：停用可能升高血压的药物，无法停用时根据医嘱减低剂量；足量使用利尿剂；合理的联合用药（包括单片固定复方制剂），选用不同降压机制的药物，以达到最大降压效果和最小不良反应；尽量选择长效制剂，可有效控制夜间血压、晨峰血压以及清晨高血压，维持 24 h 持续降压效果，改善患者依从性；

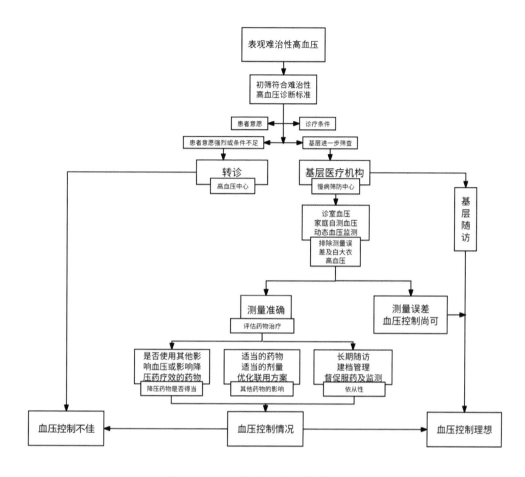

图 2-4 表观难治性高血压基层筛查流程

遵循个体化原则，必须根据患者具体情况、对药物的耐受性以及降压药物的机制，选择最适降压药物。CCB、利尿剂、ARB、ACEI、β 受体阻滞剂均可作为起始和联合治疗用药，难治性高血压患者应以 ARB 或 ACEI+ CCB + 噻嗪类利尿剂的三联治疗方案为主，必要时再选择其他非一线降压药物。血压仍未达标者，可根据患者的临床特点联合其他降压药物，包括盐皮质激素受体拮抗剂（需要评估肾功能和潜在高钾血症风险）、β 受体阻滞剂、α/β 受体阻滞剂（阿罗洛尔、卡维地洛）或 α_1 受体阻滞剂等。若血压仍未达标，可选择可乐定、利血平等中枢神经抑制药物作为联合方案的降压药物之一。

（3）介入或器械治疗：肾动脉交感神经射频消融术、颈动脉窦刺激器及髂动静脉吻合术等器械介入治疗方法治疗难治性高血压仍然处于研究探索阶段。

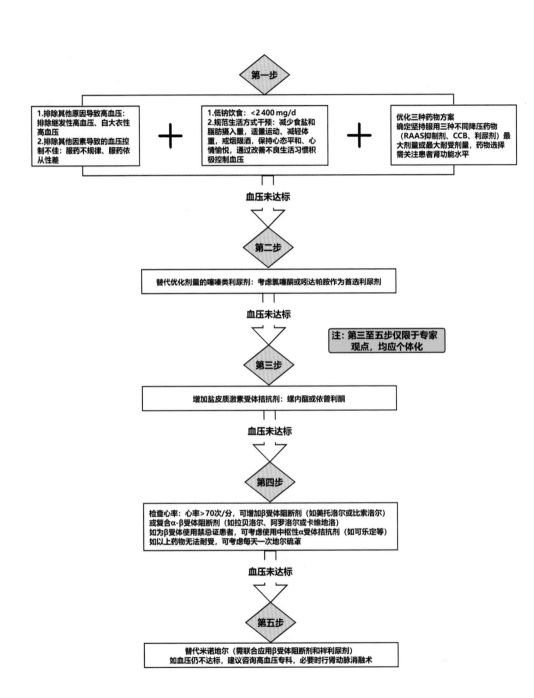

图 2-5 难治性高血压的管理

（二）顽固性高血压

顽固性高血压（Refractory Hypertension，RfHTN）是难治性高血压中的特殊类型，定义为尽管使用≥ 5 种、以最大或最大耐受剂量的不同级别的降压药，包括长效噻嗪类利尿剂和 MRA，仍未控制的高血压。其筛查与治疗与难治性高血压类似。

五、高血压急症与亚急症

（一）定义

根据《中国高血压防治指南 2018》《高血压基层诊疗指南（实践版 2019）》及《2020 中国高血压急症诊治规范》建议，高血压急症是指原发性或继发性高血压患者在某些诱因作用下，血压突然或显著升高（一般≥ 180/120 mmHg），同时伴有进行性心、脑、肾等重要靶器官功能不全的表现。包括高血压脑病、高血压伴颅内出血（脑出血和蛛网膜下隙出血）、脑梗死、心力衰竭、急性冠脉综合征（不稳定型心绞痛、急性心肌梗死）、主动脉夹层、嗜铬细胞瘤危象、使用毒品如安非他明、可卡因等、围术期高血压、子痫前期或子痫等。患者血压水平的高低与急性靶器官损害的程度并非成正比。一部分高血压急症并不伴有特别高的血压值，但并发急性肺水肿、主动脉夹层、心肌梗死等，而血压仅为中度升高，但由于对靶器官功能影响重大，也应视为高血压急症。

高血压亚急症是指血压显著升高但不伴急性靶器官损害。患者可以有血压明显升高造成的症状，如头痛、胸闷、鼻出血、烦躁不安等。多数高血压亚急症患者的血压波动归因于服药依从性不好或治疗不足。因此，目前《欧洲高血压急症管理建议》和《2020 中国高血压急症诊治规范》均不建议再使用高血压亚急症的表述。

（二）病因

高血压是最常见的慢性非传染性疾病，需长期生活方式改善及药物管理。生理状态下，动脉血压受到心率、心输出量、血管弹性、容量负荷、外周环境、神经内分泌等多重影响，血压随昼夜、四季更替亦有规律性波动。临床中导致血压急剧升高的常见诱因有：

（1）停用降压药或未按医嘱服用降压药（最常见原因）。

（2）服用影响降压药代谢的药物（非甾体抗炎药、类固醇、免疫抑制剂、抗血管生成治疗、胃黏膜保护剂等）。

（3）服用拟交感毒性药品（可卡因、麦角酸二乙酰胺、安非他命）。

（4）严重外伤、手术。

（5）急、慢性疼痛。

（6）急性感染。

（7）急性尿潴留。

（8）情绪激动、精神紧张、惊恐发作。

（9）对伴随的危险因素（如吸烟、肥胖症、高胆固醇血症和糖尿病）控制不佳等。

在前述各种诱因的作用下，引起神经反射、内分泌激素水平异常，使交感神经系统激活亢进、RAAS 系统激活、缩血管活性物质（肾素、血管紧张素等）释放增加，导致全身小动脉收缩痉挛，短时间内动脉血压急剧升高。此时，全身小血管收缩导致压力性多尿，循环血容量减少，进而反射性使 RAAS 系统进一步激活，全身和局部缩血管物质及炎症介质持续增加，加重病理损伤。急剧升高的血压增加血流剪切力造成内皮细胞受损，小动脉纤维素样坏死，引发器官缺血；同时痉挛的小动脉无法发挥调节作用，内皮受损引起凝血激活、血小板激活和纤维蛋白形成，导致血栓形成。以上机制综合作用致使微循环损害，导致高血压急症的靶器官功能损害，出现各种临床表现（图 2-6）。

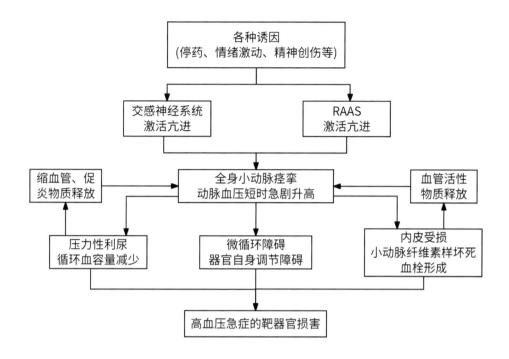

图 2-6 高血压急症病理生理机制图

（三）高血压急症的临床类型及特点

高血压急症根据不同的靶器官损伤类型及临床表现分为不同的临床类型，临床类型是选择治疗方案的主要依据。一般来说，高血压急症的主要临床表现为短时间内血压急剧升高，伴有明显的头晕、头痛、眩晕、视物模糊与视力障碍、烦躁、胸痛、呼吸困难等表现，此外还可能出现部分非特异性临床表现。

高血压急症靶器官损害主要表现为急性冠脉综合征、急性主动脉夹层、急性心力衰竭、急性脑卒中、特殊类型高血压急症（恶性高血压、高血压性脑病、高血压血栓性微血管病）及其他类型（包括重度子痫前期与子痫、嗜铬细胞瘤、交感神经高反应性、高血压危象及其他）（图 2-7）。

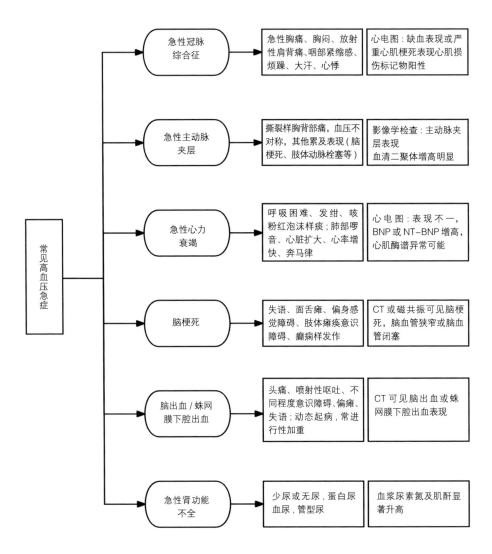

图 2-7　常见高血压急症类型及临床特点

（四）高血压急症的基层接诊与筛查流程

1. 血压测量与监测

按前文高血压评估方法进行诊室血压、家庭自测血压及动态血压监测评估。

2. 病史采集

病史采集诊断高血压急症不同靶器官损伤的临床表现，有针对性地进行症状学病史采集。同时，应关注心血管病危险因素及既往心血管、肾脏、神经系统疾病病史，例如询问高血压的病因、持续时间、严重程度、合并症、药物使用情况及平时血压控制情况，尤其需要询问引起此次血压急剧升高的诱因，是否存在降压治疗依从性不高或更改药物剂量、特殊用药史等。

3. 体格检查

体格检查应重点关注心血管系统、神经系统及眼底检查，目的在于评估靶器官损伤，鉴别有无继发性高血压（如颈部及腹部包块、血管杂音等），辅助诊断症状不典型的血压显著升高患者。具体注意事项：多次评估（家庭自测血压及动态血压监测评估），测量四肢血压、心血管系统查体、神经系统查体、眼底镜检查等。

4. 辅助检查

推荐的常规检查包括血常规、尿常规、血液生化(肝肾功能、电解质)、凝血功能、D- 二聚体、心电图等；依据病情及初步判断可选择的检查包括心肌损伤标记物、心肌酶学、脑利尿钠肽（Brain Natriuretic Peptide，BNP）、氨基末端脑利尿钠肽前体（N-terminal pro-Brain Natriuretic Peptide, NT-proBNP）、血气分析、尿蛋白定量、超声心动图、胸部 X 线、胸腹部 CT/CT 血管造影（CT Angiography，CTA）、头颅 CT/ 磁共振成像、肾上腺 CT/MRI、血尿儿茶酚胺、卧立位肾素、血管紧张素 Ⅱ 和醛固酮等检查。

5. 多学科整体评估

高血压急症的诊断与治疗依赖于急诊科、心血管科、神经科、眼科、肾脏科等科室多学科整体评估和协助治疗。

6. 基层医院高血压急症筛查流程

基层医院临床工作中，如接触到高血压急症及高血压亚急症患者，可按照以下流程进行临床初筛，根据不同医院的临床工作能力及患者意愿，确立各自的转诊节点，形成基层高血压的个体化管理流程，丰富高血压基层慢病筛防中心的特色化建设（图 2-8）。

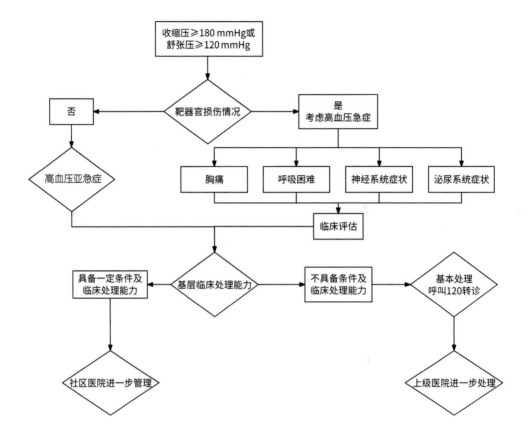

图 2-8　高血压急症基层筛查流程

（五）高血压急症的临床治疗

1. 治疗原则

诊断为高血压急症的患者应及时给予紧急有效的降压治疗。积极寻找血压升高的诱因并尽快纠正，同时干预靶器官损伤，挽救患者生命，避免不可逆的器官衰竭。

2. 高血压急症早期降压原则

（1）初始阶段（1h）血压控制目标为平均动脉压（Mean Arterial Pressure，MAP）的降低幅度不超过治疗前水平的25%，但应根据患者基础血压及靶器官损伤程度决定。

（2）在随后的2~6h将血压降低至安全水平，一般为160/100 mmHg 左右，但需根据不同疾病的降压目标和降压速度进行后续血压管理。

（3）病情稳定后，24~48 h血压逐渐降至正常水平。

（4）遵循迅速平稳降压、控制性降压、合理选择降压药的原则，根据不同类型特点单用一种或者联合使用静脉降压药控制性降压。

（5）拉贝洛尔和尼卡地平可以安全地用于所有高血压急症，并且应作为医院常备药物。

3. 不同类型高血压急症的临床处理（表2-16）

表2-16 不同类型高血压急症的降压原则及药物选择

疾病名称	降压目标、降压速度	推荐药物选择	
		一线推荐	其他选择
急性冠脉综合征	立刻，血压维持在130/80 mmHg以下，DBP>60 mmHg	硝酸甘油、β受体阻滞剂	地尔硫䓬、乌拉地尔
急性心力衰竭	立刻，SBP<140 mmHg	硝普钠、硝酸甘油	乌拉地尔
		联合利尿剂、ACEI/ARB	
溶栓	立刻，第1小时MAP降低15%，目标SBP<180 mmHg，DBP<110 mmHg	拉贝洛尔、尼卡地平	
缺血性卒中			
不溶栓	当SBP>220 mmHg，DBP>120 mmHg时，第1小时MAP降低15%	硝普钠	
脑出血	立刻，SBP 130~180 mmHg	拉贝洛尔、尼卡地平	乌拉地尔、甘露醇等
蛛网膜下腔出血	立刻，高出基础血压20%左右	尼卡地平、尼莫地平	拉贝洛尔、硝普钠
高血压脑病	血压160~180/100~110 mmHg，第1小时MAP降低20%~25%	拉贝洛尔、尼卡地平	硝普钠、甘露醇等
主动脉夹层	立刻，SBP<120 mmHg，心率50~60次/分	艾司洛尔、尼卡地平、硝普钠	拉贝洛尔、美托洛尔
子痫及子痫前期	立刻，血压<160/110 mmHg	尼卡地平、拉贝洛尔、硫酸镁	

疾病名称	降压目标、降压速度	推荐药物选择	
		一线推荐	其他选择
恶性高血压	立刻，血压 <160/110 mmHg	拉贝洛尔、尼卡地平	硝普钠、乌拉地尔
嗜铬细胞瘤危象	术前 24 h 血压 <160/90 mmHg	酚妥拉明、乌拉地尔、硝普钠	

表 2-17　部分静脉降压药的药代动力学特点、常见不良反应及禁忌证

药物	剂量	起效时间	持续时间	不良反应	禁忌证
硝普钠	0.25 ~ 10g/（kg·min）静注	立刻	2 ~ 10 min	低血压、心动过速、头痛、肌肉痉挛。连续使用超过 48 ~ 72 h，须每天测定血浆中氰化物或硫氰酸盐，硫氰酸盐不超过 100 mg/L，氰化物不超 3 mmol/L，以防氰化物中毒	代偿性高血压如动静脉分流或主动脉缩窄时禁用；高血压脑病、脑出血、蛛网膜下腔出血患者慎用
硝酸甘油	5 ~ 100 ug/min 静注	2 ~ 5 min	5 ~ 10 min	头痛、呕吐	对硝酸盐过敏；严重贫血；有颅内高压、闭角型青光眼禁用
尼卡地平	持续静脉注射，起始剂量 5 mg/h，5 ~ 15 mg/h，每 15 ~ 30 min 增加 2.5 mg/h，直至达到目标血压，达标后可降至 3 mg/h	立刻	30 ~ 40 min	头痛、反射性心动过速	怀疑有止血不完全的颅内出血（出血可能加重）；脑卒中急性期颅内压升高；急性心功能不全伴重度主动脉狭窄或二尖瓣狭窄、肥厚型梗阻型心肌病、低血压、心源性休克

药物	剂量	起效时间	持续时间	不良反应	禁忌证
艾司洛尔	250 ~ 500 ug/kg 静注，然后 50 ~ 300 ug/（kg·min）静滴	1 ~ 2 min	10 ~ 20 min	低血压、恶心	支气管哮喘、严重阻塞性肺病、窦性心动过缓、二至三度房室传导阻滞、心源性休克
拉贝洛尔	20 ~ 80 mg 静注，然后 0.5 ~ 2.0 mg/min 静滴	5 ~ 10 min	3 ~ 6 h	恶心、呕吐、头麻、支气管痉挛、传导阻滞、体位性低血压	支气管哮喘、心源性休克、二至三度房室传导阻滞、窦性心动过缓、急性心力衰竭、重度心力衰竭
酚妥拉明	2.5 ~ 5.0 mg 静注（诊断嗜铬细胞瘤及治疗其所致的高血压发作，包括手术切除时出现的高血压）	1 ~ 2 min	10 ~ 30 min	心动过速、头痛、潮红	严重动脉硬化及肾功能不全者。低血压、冠心病、心肌梗死、肾炎或胃溃疡以及对本品过敏者禁用
乌拉地尔	10 ~ 50 mg 静注，然后 6 ~ 24 mg/h	5 min	2 ~ 8 h	低血压、头晕、恶心、疲倦	禁用于对本品中成分过敏的患者；主动脉峡部狭窄或动静脉分流的患者禁用（肾透析时的分流除外）；哺乳期妇女禁用
地尔硫䓬	5 ~ 10 mg 静注；5 ~ 15 ug/（kg·min）泵入	5 min	30 min	心动过缓、房室传导阻滞、低血压、心力衰竭、外周水肿、头痛、便秘、肝毒性	禁用于病态窦房结综合征、二或三度房室传导阻滞（以上两种情况安置心脏起搏器则例外）；严重充血性心力衰竭、严重心肌病、妊娠妇女、对本品过敏者禁用

药物	剂量	起效时间	持续时间	不良反应	禁忌证
肼屈嗪	10 ~ 20 mg 静注 10 ~ 40 mg 肌注	10 ~ 20 min 20 ~ 30 min	1 ~ 4 h 4 ~ 6 h	心动过速、潮红、头痛、呕吐、心绞痛加重	主动脉瘤、脑卒中、严重肾功能障碍

六、睡眠呼吸暂停低通气综合征（OSAS）

（一）流行病学

睡眠呼吸暂停低通气综合征，随着临床上难治性高血压病例逐渐增多，人们发现 OSAS 与继发性高血压密切相关。OSAS 是独立于年龄、肥胖、吸烟等引起高血压的危险因素之一，50% ~ 92% 的 OSAS 患者合并有高血压，而 30% ~ 50% 的高血压患者同时伴有 OSAS。研究表明，顽固性高血压患者中 OSAS 患病率超过80%。患者睡眠呼吸暂停越严重，对降压药物治疗的反应就越差。

（二）临床表现

1. 夜间及晨起血压升高，日间高血压或日间血压正常

清晨睡醒时血压较睡前血压明显升高，白天及晚间睡前血压较低。有部分患者表现为隐匿性高血压。

2. 血压节律紊乱

24 h 动态血压监测显示血压曲线为"非杓形"，甚至呈现"反杓形"。

3. 单纯药物治疗降压效果较差

虽经多种药物联合、多次调整降压方案，仍很难将血压维持在正常范围内，血压的控制依赖于 OSAS 的有效治疗，一定程度上可减少降压药的使用量，少数患者甚至可以停服降压药物。

4. 伴随着呼吸的暂停血压周期性升高

结合24小时动态血压监测（ABPM）和多导睡眠图监测（Polysomnography，PSG），可见夜间随呼吸暂停的反复发生，血压表现为反复发作的一过性升高。血压高峰值一般出现在呼吸暂停事件的末期、刚恢复通气时 。

（三）危险因素

1. 肥胖

体重指数（Body Mass Index，BMI）≥ 28 kg/m^2，OSAS 患病率明显增加，比 BMI ＜ 24 kg/m^2 增加 10 倍。

2. 年龄

成年后随年龄增长患病增加，女性绝经期后患病者增多，70 岁以后患病率趋于稳定。

3. 性别

生育期内男性患者明显多于女性。

4. 上气道解剖异常

包括鼻腔阻塞（鼻中隔偏曲、鼻甲肥大、鼻息肉、鼻部肿瘤等）、Ⅱ 度以上扁桃体肥大、软腭松弛、悬雍垂过长、过粗、咽腔狭窄、咽部肿瘤、咽腔黏膜肥厚、舌体肥大、舌根后坠、下颌后缩、颞颌关节功能障碍及小颌畸形等。

5. OSAS 家族史

6. 长期大量饮酒和 / 或服用镇静催眠或肌肉松弛药物

7. 长期吸烟

8. 其他相关疾病

包括甲状腺功能减退、肢端肥大症、腺垂体功能减退、声带麻痹、其他神经肌肉疾患（如帕金森病）、长期胃食管反流等。

（四）病理生理

目前关于 OSAS 患者的继发性高血压发病机制包括：

1. 交感神经兴奋

气道阻塞及反复缺氧导致肾上腺及外周化学感受器激活，血清中儿茶酚胺、肾素、血管紧张素浓度增加，促使交感神经兴奋。

2. RAAS 系统激活

交感神经兴奋导致 RAAS 系统激活，导致水钠潴留加重血压升高。此外，有研究表明缺氧可刺激 RAAS 系统，促进血压升高。

3. 内皮细胞功能紊乱

夜间间歇性缺氧可增加内皮功能障碍。有研究表明，OSAS 患者血液中血浆内皮素 -1（ET-1）升高。平均夜间 ET-1 水平升高，与 OSAS 严重程度及继发性高血压正相关。

4. 炎症

OSAS 患者血液中高敏 CRP、白细胞介素 -6、白细胞介素 -8、肿瘤坏死因子 α、细胞间黏附分子 -1 和血管细胞黏附分子 -1 等细胞因子浓度升高，表明患者有慢性炎症。这种慢性炎症可导致内皮功能损伤，血压升高。

5. 代谢紊乱

有 Meta 分析表明，OSAS 患者血清中胆固醇、甘油三酯、低密度脂蛋白和较低水平的高密度脂蛋白升高。脂代谢紊乱导致血管内皮损伤，进一步诱发血压升高。

（五）实验室检查

1. 多导睡眠图监测

2. 睡眠评估

如打鼾程度，嗜睡程度（Epworth 评分，表 2-18）。

表 2- 18　Epworth 嗜睡评分量表

在以下情况有无打盹、嗜睡的可能性	从不（0分）	很少（1分）	有时（2分）	经常（3分）
坐着阅读时				
看电视时				
在公共场所坐着不动时（如在剧场或开会）				
长时间坐车时中间不休息（超过 1 h）				
坐着与人谈话时				
饭后休息时（未饮酒时）				
开车等红绿灯时				
下午静卧休息时				

3. 初筛诊断

如果基层缺乏多导睡眠仪器，可使用 PSG 监测指标中的部分进行组合，如单纯 SpO_2 监测、口鼻气流 +SpO_2 监测、口鼻气流 + 鼾声 +SpO_2 监测 + 胸腹运动等进行筛查。

4. 24 小时动态血压监测

（六）OSAS 诊断标准

我国 2013 年发布的《阻塞性睡眠呼吸暂停相关性高血压临床诊断和治疗专家共识》认为，白天有嗜睡症状或者合并存在认知功能障碍、冠心病、脑血管病、糖尿病、失眠，AHI ≥ 5 即可诊断 OSAS。否则 AHI 需要 ≥ 10 才确定诊断。

（七）危险分层

1. AHI（呼吸暂停低通气指数）

轻度：5~15；中度：15~30；重度： > 30（表 2-19）。

2. AHI 计算

患者夜间睡眠发生呼吸暂停或低通气次数除以夜间睡眠小时数（呼吸暂停超过 10s）。

表 2- 19　成人 OSAS 病情程度判断依据

病情分度	AHI/（次／h）	夜间最低 SpO_2/（％）
轻度	5 ~15	85 ~90
中度	> 15~30	80 ~85
重度	> 30	<80

（八）诊治流程（图2-9）

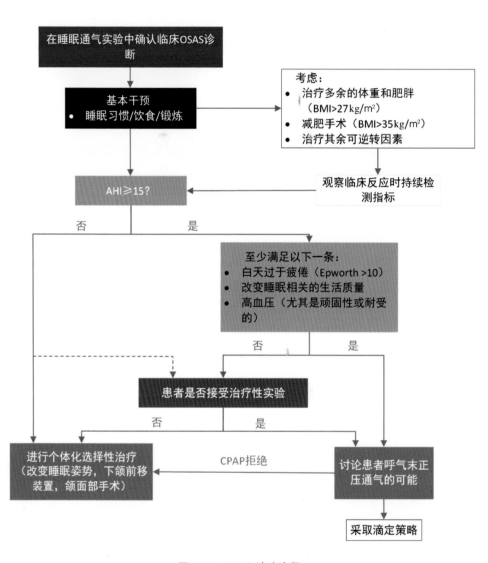

图2-9 OSAS诊治流程

（九）治疗

1. 病因治疗

2. 改变生活方式

控制或减轻体质量，改变睡姿，尽可能多的时间保持侧睡以利于减轻气道阻塞。另外，需要戒烟、戒酒，避免白天过度劳累。

3. 无创气道正压通气（Continuous Positive Airway Pressure，CPAP）的适应证

（1）中、重度 OSAS 患者（AHI > 15 次 /h）。

（2）轻度 OSAS 患者（AHI 5 ~ 15 次 /h），但症状明显（如白天嗜睡、认知障碍、抑郁等），合并或并发心脑血管疾病和糖尿病等。

（3）手术前、后的辅助治疗和手术失败者的非手术治疗。

（4）口腔矫正器治疗后仍存在 OSAS 者。无论是国外还是国内的专家共识，对中重度的 OSAS 相关性高血压患者均推荐使用呼吸机治疗。以下情况应慎用：脑脊液鼻漏、肺大疱、气胸、昏迷、严重循环血量不足、青光眼等。设定合适的 CPAP 压力水平是保证疗效的关键，因此在给予 CPAP 治疗过程中，要对 CPAP 压力进行调定。其治疗疗效体现在睡眠期鼾声和憋气消退，无间歇性缺氧，SpO_2 正常。应用 PSG 监测时，最佳效果要求 AHI < 5 次 /h，最低 SpO_2 > 90%，白天嗜睡明显改善或消失。

4. 口腔矫正器

5. 外科治疗

仅适合于手术确实可以解除上气道阻塞的患者，需要严格掌握手术适应证。

6. 药物治疗

（1）抗高血压药物

①治疗首先推荐 RAAS 系统阻断剂类。

② CCB 虽有一定的治疗作用，但对 REM 期的血压无明显降低作用。

（2）利尿剂：水钠潴留既是高血压的重要发病机制之一，也是 OSAS 患者夜间气道阻塞的常见原因。一线降压药可以选择利尿剂、醛固酮拮抗剂。上述药物可以减轻咽喉部水肿状态以及继发的上气道阻塞，降低 AHI 水平。

（3）不宜选用的药物

① β 受体阻断剂：OSAS 患者夜间缺氧可造成心动过缓，β 受体阻滞剂可使

支气管收缩而增加呼吸道阻力致夜间缺氧更加严重，进一步加重心动过缓甚至导致心脏停搏，故应慎用可导致心率减慢和心脏传导阻滞作用的 β 受体阻断剂。

② 可乐定：这一类中枢性降压药物可加重睡眠呼吸紊乱，以及具有镇静作用的药物可加重 OSAS，不宜选用。但也有报道，可乐定可以抑制 REM，从而降低来自 REM 期的呼吸暂停事件进而减轻夜间低氧血症。

（4）抗血小板治疗：睡眠呼吸暂停相关性高血压患者血液黏稠度增高，应给予抗血小板治疗。对于高血压患者，已证明阿司匹林或其他抗血小板药物可显著降低心脑血管疾病相关的致死率和致残率，显著改善患者预后。

（十）结论

OSAS 是老年男性继发性高血压的常见原因之一，却被人们所忽视。治疗后，基层应积极进行血压、CPAP 及口腔正畸随访跟踪，以降低 OSAS 发病率，为防治管理顽固继发性高血压迈出一大步。

七、高血压合并 CKD

数据显示，2017 年，全球约 6.975 亿 CKD 患者，我国 CKD 患者人数达 1.323 亿，患病率为 7.18%。2012—2015 年一项调查数据显示，我国高血压患病率为 23.2%，一项关于 CKD 的队列研究显示，我国 CKD 伴高血压的患病率为 67.3%，且伴随着肾功能的逐步减退，CKD 逐步进展，高血压的患病率逐渐增加。高血压是增加 CKD 患者心血管事件发病率及死亡率的重要危险因素，高血压还可导致靶器官肾损害，是加速 CKD 进展、增加 ESRD（End-Stage Renal Disease，终末期肾脏疾病）风险的重要因素；同时，高血压也是 CKD 患者最常见的并发症之一。因此，CKD 患者的血压管理可以延缓 ESRD 进展，保护残存肾功能，延长 CKD 患者生存期，改善其生活质量，减轻社会经济负担。而我国 CKD 患者高血压控制率总体水平仍较低，据一项 2012—2013 年的调查显示，我国 CKD 患者血压目标值 140/90 mmHg 和 130/80 mmHg 的控制率分别为 41.1% 和 15.0%，与美国一项 CKD 队列中相应血压目标值控制率（血压目标值 140/90 mmHg 和 130/80 mmHg 的控制率分别达到 67.1% 和 46.1%）相比仍存在一定差距。

当高血压患者出现肾损伤标志或估计 eGFR 下降（持续时间超过 3 个月）即可诊断高血压合并 CKD。其中肾脏损伤标志包括白蛋白尿（尿白蛋白排泄率 ≥ 30 mg/24 h 或尿白蛋白肌酐比 ≥ 30 mg/g）、尿沉渣异常、肾小管相关病变、组织学异常、影像学所见结构异常、肾移植病史；eGFR 下降定义为 eGFR < 60 ml/（min · 1.73m²）。目前国内外指南或专家共识中，CKD 患者高血压的诊断均参考一般人群高血压的诊断标准。高血压的诊断需要基于多次测量的结果，除非单次诊室血压 ≥ 180/110 mmHg 且有靶器官损伤或心血管疾病的证据。

（一）高血压合并 CKD 降压治疗的时机和控制目标（图 2-10）

1. 降压治疗的时机（表 2-20）

表 2-20　高血压合并 CKD 患者的降压治疗的时机

推荐	推荐类别	证据水平
CKD 患者 SBP ≥ 140 mmHg 和（或）DBP ≥ 90 mmHg，推荐在生活方式干预的同时启动降压药物治疗	I 类	A 级
尿白蛋白排泄 < 30 mg/24 h 的 CKD 患者持续 SBP ≥ 140 mmHg 和（或）DBP ≥ 90mmHg，推荐降压治疗	I 类	B 级
尿白蛋白排泄 ≥ 30 mg/24 h 的 CKD 患者持续 SBP ≥ 130 mmHg 和（或）DBP ≥ 80mmHg，需降压治疗	II 类	C 级

2. 血压的总体控制目标（表 2-21）

表 2-21　高血压合并 CKD 患者的血压总体控制目标

推荐	推荐类别	证据水平
推荐 CKD 患者高血压的降压总体目标为 < 140/90 mmHg	I 类	A 级
尿白蛋白排泄 <30 mg/24 h 的 CKD 患者，推荐血压控制目标为 <140/90 mmHg	I 类	B 级
在可耐受的前提下，尿白蛋白排泄 ≥ 30 mg/24 h 的 CKD 患者，建议血压控制目标为 <130/80 mmHg	II 类	C 级

3. 特殊人群血压的控制目标

（1）合并糖尿病患者（表2-22）

表2-22　高血压合并CKD、糖尿病患者的血压控制目标

推荐	推荐类别	证据水平
尿白蛋白排泄＜30 mg/24 h的CKD合并糖尿病患者，持续SBP≥140mmHg和（或）DBP≥90 mmHg需降压治疗，血压控制在＜140/90 mmHg	Ⅰ类	B级
尿白蛋白排泄≥30 mg/24 h的CKD合并糖尿病患者，持续SBP≥130mmHg和（或）DBP≥80 mmHg，需降压治疗，血压控制在＜130/80mmHg	Ⅱ类	C级

（2）老年患者（表2-23）

表2-23　高血压合并CKD老年患者的血压控制目标

推荐
年龄65～79岁的CKD患者，血压≥140/90 mmHg，在生活方式干预的同时需开始降压药物治疗，血压控制目标为＜140/90 mmHg，有白蛋白尿者推荐血压降至130/80 mmHg左右
年龄≥80岁的CKD患者，血压≥150/90 mmHg，可开始降压药物治疗，血压控制目标为＜150/90 mmHg，如能耐受，可将血压控制于＜140/90 mmHg

（3）血液透析患者（表2-24）

表2-24　高血压合并CKD并接受血液透析患者的血压控制目标

推荐	推荐类别	证据水平
建议血液透析患者血压控制目标为诊室透析前血压60岁以下＜140/90 mmHg，60岁及以上＜160/90 mmHg	Ⅱ类	C级

（4）腹膜透析患者（表2-25）

表2-25　高血压合并CKD并接受腹膜透析患者的血压控制目标

推荐	推荐类别	证据水平
建议腹膜透析患者持续控制血压 < 140/90 mmHg	Ⅱ类	C级

（5）肾移植受者（表2-26）

表2-26　高血压合并CKD并接受肾移植患者的血压控制目标

推荐	推荐类别	证据水平
高血压合并CKD的肾移植患者持续SBP ≥ 130 mmHg和（或）DBP ≥ 80mmHg 需启动降压治疗；无论有无白蛋白尿，血压均应 < 130/80 mmHg	Ⅱ类	C级

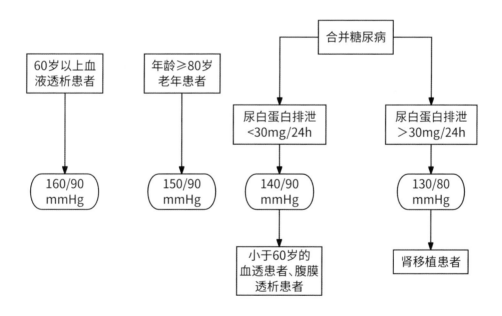

图2-10　不同CKD人群降压时机及血压控制目标

（二）高血压合并 CKD 患者的治疗措施

1. 非药物治疗（生活方式干预）

目前，国内指南一致认为 CKD 患者高血压干预管理的基石为生活方式干预，主要包括饮食控制、体重控制、烟酒限制和适当运动（表 2-27）。

表 2-27　CKD 人群血压管理的生活方式干预

方式	内容
饮食控制	钠摄入量＜ 2.3 g/d（血透患者＜ 2.0 g/d），食盐摄入量＜ 6 g/d
体重控制	应减重，保持或达到基本的理想体重，而不设立具体的 BMI 指标
烟酒限制	不吸烟或彻底戒烟，避免被动吸烟 不饮酒或限酒。如饮酒，应少量并选择低度酒
适当运动	每周进行 150 min 的中等强度体力活动（以有氧运动为主）

2. 药物治疗原则

降压药物使用的基本治疗原则（图 2-11）。

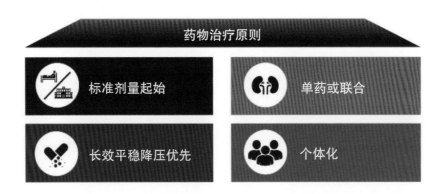

图 2-11　降压药物使用的基本原则

3. 联合治疗策略（表 2-28）

表 2-28　高血压合并 CKD 患者的联合治疗策略

推荐	推荐类别	证据水平
对于高血压合并 CKD 患者，初始治疗推荐 ACEI 或 ARB 联用 CCB（A+C）、ACEI 或 ARB 联用噻嗪类利尿剂 / 噻嗪样利尿剂 [eGFR < 30 ml/min · 1.73 m^2) 时使用袢利尿剂（A+D）]	Ⅰ 类	A 级
如果两药联合使用血压未能控制，则推荐使用 ACEI 或 ARB、CCB、利尿剂三药联合	Ⅰ 类	B 级
如果三药联合仍不能控制血压，在没有禁忌的情况下，推荐加用螺内酯（25 ~ 50 mg/d，需注意警惕高钾血症的风险）或其他降压药（其他利尿剂、α 受体阻滞剂或 β 受体阻滞剂）	Ⅰ 类	B 级
当存在特定临床情况时，如心绞痛、需要控制心率、心肌梗死后、HFrEF，以及拟妊娠或已妊娠的年轻女性，推荐在联合用药中使用 β 受体阻滞剂	Ⅰ 类	B 级
不推荐两种 RAASi 联用	Ⅰ 类	A 级
对于合并或不合并糖尿病的 CKD 患者，推荐避免 ACEI 或 ARB 与直接肾素抑制剂联合使用	Ⅰ 类	B 级

4. 特殊人群的个体化治疗

（1）老年患者（表 2-29）

表 2-29　高血压合并 CKD 的老年患者的治疗策略

推荐	推荐类别	证据水平
应用 ACEI 或 ARB，建议从小剂量开始，对于高血压合并糖尿病肾病者，用至可耐受最大剂量	Ⅱ 类	C 级
CKD 3、4 期的患者使用 ACEI 或 ARB 时，建议初始剂量减半，严密监测血钾、血肌酐和 eGFR 并及时调整药物剂量和剂型	Ⅱ 类	C 级
对于有明显肾功能异常和盐敏感性高血压患者，推荐应用 CCB	Ⅰ 类	C 级
容量负荷过重的 CKD 患者，CKD 4、5 期患者推荐应用袢利尿剂（如呋塞米）	Ⅰ 类	C 级

（2）围透析期及维持性血液透析患者（表 2-30）

表 2-30　高血压合并 CKD 的血液透析患者的治疗策略

推荐	推荐类别	证据水平
建议 ABPM 作为围透析期 CKD 患者及维持性血液透析患者的血压测量手段，用于高血压诊断、监测和疗效评估	Ⅱ类	C 级
建议围透析期 CKD 患者血压控制目标为 < 140/90 mmHg；合并糖尿病患者如耐受，建议控制血压为 < 130/80 mmHg	Ⅱ类	B 级
维持性血液透析患者高血压控制的基础是减少盐摄入量和适当的体重控制	Ⅱ类	C 级

（3）腹膜透析患者

　　建议高血压合并腹膜透析患者，首先需对残余肾功能和腹膜功能进行评估。对有残余肾功能的患者，使用袢利尿剂有助于减轻水钠潴留；对于残余肾功能丧失者，可以强化腹膜透析，增加葡萄糖透析液的浓度以及适当使用艾考糊精透析液。

（4）肾移植患者（表 2-31）

表 2-31　高血压合并 CKD 并接受肾移植患者的治疗策略

推荐	推荐类别	证据水平
推荐高血压合并肾移植患者使用二氢吡啶类 CCB 或 ARB 作为一线降压药	Ⅰ类	C 级

（5）肾血管性高血压（Renovascular Hypertension，RVHT，表 2-32）

表 2-32　肾血管性高血压患者的治疗策略

推荐	推荐类别	证据水平
推荐单侧肾动脉狭窄的 RVHT 患者首选 ACEI/ ARB	Ⅰ类	C 级
双侧肾动脉狭窄的 RVHT 患者首选 CCB	-	-
目前尚无一致意见何种程度的肾动脉狭窄必须进行血管重建，推荐血管重建最小阈值为直径狭窄 50%	-	-

（6）合并心功能不全患者的高血压管理（表2-33）

表2-33　高血压合并CKD并伴有心功能不全患者的治疗策略

推荐	推荐类别	证据水平
推荐合并心功能不全患者的目标血压为 < 130/80 mmHg	Ⅰ类	C级
建议 CKD 合并左心室肥厚但尚未出现心力衰竭的患者，可先将血压降至 < 140/90 mmHg，如患者能良好耐受，可进一步降低至 < 130/80 mmHg	Ⅱ类	C级
RAAS 抑制剂是心力衰竭患者的一线治疗药物，但需监测血钾	Ⅰ类	C级

（7）合并高钾血症患者的高血压管理（表2-34）

表2-34　高血压合并CKD并伴有高钾血症患者的治疗策略

推荐	推荐类别	证据水平
建议 CKD 患者血钾控制在正常范围 3.5 ~ 5.0 mmol/L	Ⅱ类	C级
建议监测血钾，减少钾摄入，使用药物促进钾排泄，ESRD 患者规律透析治疗	Ⅱ类	C级

（8）合并痛风（表2-35）

表2-35　高血压合并CKD并伴有痛风患者的治疗策略

推荐	推荐类别	证据水平
CKD 合并痛风的高血压患者在避免高嘌呤饮食基础上，推荐优先选择不影响或者降低血尿酸水平的降压药	Ⅰ类	C级
建议 CKD 合并痛风患者依据肾功能情况选择降尿酸药物，将血尿酸控制在目标范围内有助于高血压的管理	Ⅱ类	C级

（9）血压节律性管理（表2-36）

表2-36 高血压合并CKD患者的血压节律性管理

推荐	推荐类别	证据水平
血压季节性变异应通过仔细和重复的诊室和诊室外血压测量确认	I类	D级
在将血压变化归因于季节性变异之前，必须考虑其他原因（如脱水、体重减轻、治疗依从性差、饮酒等）	–	–
血压昼夜节律变异应用HBPM或ABPM监测，建议使用长效降压药物治疗	–	–
对于联合降压药物治疗患者，如夜间血压控制不佳，可将其中一种或数种降压药物调整至睡前服用	II类	D级

本章参考文献

[1] 张永军，徐尚银，吴祝霞，等. 动态血压监测指标指导临床治疗老年高血压的意义 [J]. 中华疾病控制杂志，2019,23(7):785-789.

[2] 沈逸华，林晓贞，王庭俊，等. 老年高血压患者体位性低血压与脉搏波传导速 度的关系 [J]. 中华高血压杂志 ,2019,27(7):669-673.

[3] 康玉华，洪云飞，魏引，等. 老年原发性高血压患者体位性血压变化与动脉硬化相关性分析 [J]. 中华老年心脑血管病杂志 ,2020,22(4):423-425.

[4] Winblad B, Palmer K, Kivipelto M, et al. Mildcognitiveimpairmentbeyondcontroversies,towardsaconsensus: reportoftheInternationalWorkingGrouponmildcognitiveimpairment[J]. J InternMed, 2004, 256(3):240-246.

[5] Kocyigit S E, Erken N, Dokuzlar O, et al. Postural blood pressure changes in the elderly: orthostatic hypotension and hypertension[J]. Blood Press Monit. 2020, 25(5): 267-270.

[6] Asensio E, Alvarez J B, Lara S, et al. Postprandial hypotension in the elderly: Findings in a Mexican population[J]. Arch Cardiol Mex. 2015, 85(4):284-291.

[7] 曹丰，王亚斌，薛万国，等. 中国老年疾病临床多中心报告 [J]. 中华老年多器官疾病杂志 ,2018,17(11):801-808.

[8] Franklin S S, Wilkinson I B, McEniery C M. Unusual hypertensive phenotypes: what is their significance? [J]. Hypertension. 2012, 59(2): 173-178.

[9] 中国高血压防治指南修订委员会. 中国高血压防治指南 (2018 年修订版)[J]. 中国心血管杂志 ,2019,24(1):24-56.

[10] Valenzuela P L, Carrera-Bastos P, Gálvez B G, et al. Lifestyle interventions for the prevention and treatment of hypertension[J]. Nat Rev Cardiol. 2021, 18(4):251-275.

[11] Sacks F M, Svetkey L P, Vollmer W M, et al. Effects on blood pressure of reduced dietary sodium and the Dietary Approaches to Stop Hypertension (DASH) diet. DASH-Sodium Collaborative Research Group[J]. New England Journal of Medicine, 2001, 344(1): 3-10.

[12] Neal B, Wu Y, Feng X, et al. Effect of Salt Substitution on Cardiovascular Events and Death[J]. N Engl J Med. 2021, 385(12):1067-1077.

[13] Taylor D J, Hasselblad V, Henley S J, et al. Benefits of smoking cessation for longevity[J]. Am J Public Health. 2002, 92(6):990-996.

[14] Whelton P K, Appel L J, Espeland M A, et al. Sodium reduction and weight loss in the treatment of hypertension in older persons: A randomized controlled trial of

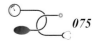

nonpharmacologic interventions in the elderly (TONE). TONE Collaborative Research Group[J]. JAMA, 1998, 279(11): 839-846.

[15] Bock JM, Vungarala S, Covassin N, et al. Sleep Duration and Hypertension: Epidemiological Evidence and Underlying Mechanisms[J]. Am J Hypertens. 2022, 35(1):3-11.

[16] Kollias A, Kyriakoulis K G, Stambolliu E, et al. Seasonal blood pressure variation assessed by different measurement methods: systematic review and meta-analysis[J]. J Hypertens. 2020, 38(5):791-798.

[17] Ambrosius W T, Sink K M, Foy C G, et al. The design and rationale of a multicenter clinical trial comparing two strategies for control of systolic blood pressure: the Systolic Blood Pressure Intervention Trial (SPRINT)[J]. Clin Trials. 2014, 11(5):532-546.

[18] Cushman W C, Grimm R H Jr, Cutler J A, et al. Rationale and design for the blood pressure intervention of the Action to Control Cardiovascular Risk in Diabetes (ACCORD) trial[J]. The American Journal of Cardiology, 2007, 99(12A): 44i-55i.

[19] Xu W X, Goldberg S I, Shubina M, et al. Optimal systolic blood pressure target, time to intensification, and time to follow-up in treatment of hypertension: Population based retrospective cohort study[J]. BMJ, 2015, 350: h158.

[20] 中华医学会妇产科学分会妊娠期高血压疾病学组 . 妊娠期高血压疾病诊治指南（2020）[J] . 中华妇产科杂志 ,2020,55 (04): 227-238.

[21]《中国高血压防治指南》修订委员会 . 中国高血压防治指南 2018 年修订版 [J]. 心脑血管病防治 , 2019, 019(001):1-44.

[22] Al-Makki A, DiPette D, Whelton P K, et al. Hypertension pharmacological treatment in adults: A World Health Organization guideline executive summary[J]. Hypertension, 2022, 79(1): 293-301.

[23] Hiremath S, Sapir-Pichhadze R, Nakhla M, et al. Hypertension Canada's 2020 evidence review and guidelines for the management of resistant hypertension[J]. Canadian Journal of Cardiology, 2020, 36(5): 625-634.

[24] Parasher A, Jhamb R. Resistant hypertension: A review[J]. International Journal of Advances in Medicine, 2021, 8(9): 1433.

[25] Mancia G, Fagard R, Narkiewicz K, et al. 2013 ESH/ESC Guidelines for the management of arterial hypertension: The Task Force for the management of arterial hypertension of the European Society of Hypertension (ESH) and of the European Society of Cardiology (ESC)[J]. Journal of Hypertension, 2013, 31(7): 1281-1357.

[26] Calhoun D A, Jones D, Textor S, et al. Resistant hypertension: Diagnosis, evaluation, and treatment: A scientific statement from the American heart association professional education committee of the council for high blood pressure research[J]. Circulation, 2008, 117(25): e510-26.

[27] Carey R M , Calhoun D A , Bakris G L ,et al.Resistant Hypertension: Detection, Evaluation, and Management: A Scientific Statement From the American Heart Association[J].Hypertension, 2018, 72(5):e53-e90.

[28] Bergo K K, Larstorp A C, Hoffmann P, et al. Renal sympathetic denervation lowers systemic vascular resistance in true treatment-resistant hypertension[J]. Blood Pressure, 2021, 30(1): 31-40.

[29] Pio-Abreu A, Trani-Ferreira F, Silva G V, et al. Directly observed therapy for resistant/refractory hypertension diagnosis and blood pressure control[J]. Heart, 2022, 108(24): 1952-1956.

[30]《中国高血压防治指南》修订委员会. 中国高血压防治指南 2018 年修订版 [J]. 心脑血管病防治, 2019, 19(1): 1-44.

[31] 中华医学会, 中华医学会杂志社, 中华医学会全科医学分会, 等 . 高血压基层诊疗指南 (实践版·2019)[J]. 中华全科医师杂志 ,2019,18(8):723-731.

[32] 中华急诊医学教育学院, 北京市心肺脑复苏重点实验室, 首都医科大学附属北京朝阳医院急诊医学临床研究中心, 等 . 中国高血压急症诊治规范 [J]. 中国急救医学，2020,40(9):795-803.

[33] Mancia G, Fagard R, Narkiewicz K, et al. 2013 ESH/ESC Guidelines for the management of arterial hypertension: The Task Force for the management of arterial hypertension of the European Society of Hypertension (ESH) and of the European Society of Cardiology (ESC)[J]. Journal of Hypertension, 2013, 31(7): 1281-1357.

[34] van den Born B H, Lip G Y H, Brguljan-Hitij J, et al. ESC Council on hypertension position document on the management of hypertensive emergencies[J]. European Heart Journal - Cardiovascular Pharmacotherapy, 2019, 5(1): 37-46.

[35] 孙英贤 , 赵连友 , 田刚 , 等 . 高血压急症的问题中国专家共识 [J]. 中华高血压杂志 ,2022, 3(30)：207-218.

[36] Nijskens C M, Veldkamp S R, Van Der Werf D J, et al. Funduscopy: Yes or no? Hypertensive emergencies and retinopathy in the emergency care setting; a retrospective cohort study[J]. Journal of Clinical Hypertension, 2021, 23(1): 166-171.

[37] Peppard P E, Young T, Palta M, et al. Prospective study of the association between sleep-disordered breathing and hypertension[J]. The New England Journal of Medicine, 2000, 342(19): 1378-1384.

[38] Drager L F, Genta P R, Pedrosa R P, et al. Characteristics and predictors of obstructive sleep apnea in patients with systemic hypertension[J]. The American Journal of Cardiology, 2010, 105(8): 1135-1139.

[39] Muxfeldt E S, Margallo V S, Guimarães G M, et al. Prevalence and associated factors of obstructive sleep apnea in patients with resistant hypertension[J]. American Journal of Hypertension, 2014, 27(8): 1069-1078.

[40] Lugaresi E, Coccagna G, Cirignotta F, et al. Breathing during sleep in man in normal and pathological conditions[M]//The Regulation of Respiration During Sleep and Anesthesia. Boston, MA: Springer US, 1978: 35-45.

[41] 汪迎春 , 欧阳玮琎 , 李南方 , 等 . 高血压合并阻塞性睡眠呼吸暂停低通气综合征患者血压水平及血压变异性分析 [J]. 中国心血管杂志 , 2011, 16(5):348-351.

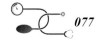

[42] 中国医师协会高血压专业委员会，中华医学会呼吸病学分会睡眠呼吸障碍学组. 阻塞性睡眠呼吸暂停相关性高血压临床诊断和治疗专家共识 [J]. 中国呼吸与危重监护杂志，2013, 12(5): 435-441.

[43] 杨晶晶，李南方，王红梅. 阻塞性睡眠呼吸暂停综合征相关交感神经递质的研究进展 [J]. 临床和实验医学杂志，2010, 9(8): 632-633.

[44] Fletcher E C. Sympathetic over activity in the etiology of hypertension of obstructive sleep apnea[J]. Sleep, 2003, 26(1): 15-19.

[45] Foster G E, Hanly P J, Ahmed S B, et al. Intermittent hypoxia increases arterial blood pressure in humans through a Renin-Angiotensin system-dependent mechanism[J]. Hypertension, 2010, 56(3): 369-377.

[46] Gjørup P H, Sadauskiene L, Wessels J, et al. Abnormally increased endothelin-1 in plasma during the night in obstructive sleep apnea: Relation to blood pressure and severity of disease[J]. American Journal of Hypertension, 2007, 20(1): 44-52.

[47] Testelmans D, Tamisier R, Barone-Rochette G, et al. Profile of circulating cytokines: Impact of OSA, obesity and acute cardiovascular events[J]. Cytokine, 2013, 62(2): 210-216.

[48] Nadeem R, Singh M, Nida M, et al. Effect of obstructive sleep apnea hypopnea syndrome on lipid profile: A meta-regression analysis[J]. Journal of Clinical Sleep Medicine, 2014, 10(5): 475-489.

[49] Mediano O, Mangado N G, Montserrat J M, et al. International consensus document on obstructive sleep apnea[J]. Archivos de Bronconeumologia, 2022, 58(1): 52-68.

[50] 孙东升，徐少坤，张丽，等. 阻塞性睡眠呼吸暂停低通气综合征相关性高血压研究进展 [J]. 中国医药，2020, 15(10):1642-1645.

[51] Wang Z W, Chen Z, Zhang L F, et al. Status of hypertension in China: Results from the China hypertension survey, 2012-2015[J]. Circulation, 2018, 137(22): 2344-2356.

[52] Zheng Y, Cai G Y, Chen X M, et al. Prevalence, awareness, treatment, and control of hypertension in the non-dialysis chronic kidney disease patients[J]. Chinese Medical Journal, 2013, 126(12): 2276-2280.

[53] Zheng Y, Tang L, Zhang W G, et al. Applying the new intensive blood pressure categories to a nondialysis chronic kidney disease population: The Prevalence, Awareness and Treatment Rates in Chronic Kidney Disease Patients with Hypertension in China survey[J]. Nephrology, Dialysis, Transplantation, 2020, 35(1): 155-161.

[54] Muntner P, Anderson A, Charleston J, et al. Hypertension awareness, treatment, and control in adults with CKD: Results from the chronic renal insufficiency cohort (CRIC) study[J]. American Journal of Kidney Diseases, 2010, 55(3): 441-451.

[55] Williams B, Mancia G, Spiering W, et al. 2018 ESC/ESH Guidelines for the management of arterial hypertension[J]. European Heart Journal, 2018, 39(33): 3021-3104.

[56] Unger T, Borghi C, Charchar F, et al. 2020 international society of hypertension global hypertension practice guidelines[J]. Hypertension, 2020, 75(6): 1334-1357.

[57] 中国高血压防治指南修订委员会，高血压联盟（中国，中华医学会心血管病学分会中国医师协会高血压专业委员会，等 . 中国高血压防治指南 (2018 年修订版)[J]. 中国心血管杂志，2019, 24(1): 24-56.

第三章　降血压药物

一、ACEI/ARB/ARNI

ACEI 和 ARB 都是最广泛使用的降压药物，降压作用明确。ACEI 通过抑制血管紧张素转换酶，阻断肾素血管紧张素 II 的生成，抑制激肽酶的降解而发挥降压作用。ARB 则是通过阻断血管紧张素 II 1 型受体（AT1 受体）而发挥降压作用。两者尤其适用于伴有心力衰竭、心肌梗死后、糖尿病、慢性肾脏疾病的高血压患者，有充足证据证明可改善预后。ACEI 和 ARB 降低白蛋白尿要比其他降压药更强，可有效延迟糖尿病性和非糖尿病性 CKD 的进展。一篇最近的汇总分析显示，RAAS 抑制剂是唯一有降低终末期肾病风险证据的降压药。ACEI 和 ARB 不仅具有降低血压的作用，对于预防和逆转高血压介导的器官损伤（HMOD）如左心室肥厚（LVH）和小动脉重构看来也是有效的。两类药物都能降低伴发的心力衰竭的发生率，这可能与左室功能改善和更有效的左室结构逆转相关。ACEI 和 ARB 还适用于心肌梗死后和慢性 HFrEF 患者，这些通常是高血压的并发症。

ACEI 与 ARB 不应联合治疗高血压，因为对预后没有额外获益，反而会导致过多的肾脏不良事件。RAAS 抑制剂二联治疗还由于不良事件导致了另一项试验提前终止，该试验发现伴有慢性肾脏疾病或（和）心血管病的 2 型糖尿病患者在 ACEI 或 ARB 治疗基础上加用肾素抑制剂阿利吉仑无更多获益，中期分析阿利吉仑组患者不良反应事件明显增加，该研究提前终止。对于双侧肾动脉狭窄、肌酐（Cr）≥ 3 mg/dl（265 μmol/L）的严重肾功能不全及高血钾的患者禁用 ACEI 和 ARB。妊娠或计划妊娠患者禁用。ACEI 类药物易引起干咳，若无法耐受，可换用 ARB。ACEI 与血管神经性水肿风险小幅升高相关，故对这些患者，若要用 RAAS 抑制剂时，可首选 ARB。

2020 年 6 月 1 日，血管紧张素受体脑啡肽酶抑制剂（ARNI）在中国获批高血压适应证，成为高血压药物治疗中的第六类药物，是近 20 年来降压药物治疗领域的重大突破。ARNI 以用于 HFrEF 治疗而出名，但早在 10 年前，就已开展其对高血压患者疗效的研究，并于 2010 年发表于 Lancet 杂志。ARNI 具有独特的双重调节机制，可在增强利钠肽系统的同时抑制 RAAS 系统，即抑制升压同时兼备强化降压作用。沙库巴曲缬沙坦作为首个 ARNI 药物已取得诸多有效循证依据。沙库巴曲可通过增强利钠肽系统实现血管扩张，利钠利尿，抑制交感神经系统及 RAAS 活性；缬沙坦可抑制 RAAS 系统，抑制血压上升及交感神经系统活性，抑制水钠潴留。二者联合应用可以有效抑制纤维化及心肌细胞肥大增生。ARNI 治疗总体安全性佳，较 CCB 常见不良反应发生率低。使用 CCB 的患者可能面临较高的外周水肿及面部潮红发生风险。而 PARAMETER 研究证实，患者使用 ARNI 单药治疗后外周水肿发生率仅为 2.6%，面部潮红发生率 < 2%。在合并症人群用药推荐方面，优先推荐左心室肥厚、蛋白尿 / 微量蛋白尿、肾功能不全、老年、糖尿病、心力衰竭患者使用 ARNI，也可用于心肌梗死后、慢性冠心病、脑血管病、心房颤动预防、颈动脉内中膜增厚及血脂异常等人群。

二、CCB

CCB 主要通过阻断血管平滑肌细胞上的钙通道而发挥扩张血管降低血压的作用。其在降低血压、预防心血管事件和死亡发生率方面具有与其他主要药物类别相似的效果。血管平滑肌细胞上的钙通道包括 L、T、N 三种类型，不同种类的 CCB 可作用于不同类型的钙离子通道。

（1）L 型钙通道阻滞剂：扩张外周血管，降低动脉血压。二氢吡啶类 CCB 均具有 L 型钙通道阻滞作用。

（2）T 型钙通道阻滞剂：可以同时扩张肾小球出 / 入球小动脉，降低肾小球内压力，作用类似于 RAAS 抑制剂。马尼地平能同时阻断 L、T 型钙通道。

（3）N 型钙通道阻滞剂：可以阻断去甲肾上腺素的释放，可以在控制血压的同时不引起交感神经兴奋，且不增加心率。西尼地平能同时阻断 L、N 型钙通道。

（4）比较特殊的贝尼地平：能同时阻断 L、T、N 型钙通道，其降压作用在

CCB 中也较强。

CCB 可显著降低中风风险，但在预防射血分数降低的心力衰竭（HFrEF）方面可能不如其他药物有效。然而，在降压治疗试验中，紧急心力衰竭是被考虑的事件之一。在基于减少 HMOD 发生率的试验中，CCB 也被与其他降压药物进行比较，其在减缓颈动脉粥样硬化进展、减少左室肥厚和蛋白尿方面比 β 受体阻滞剂更有效。

CCB 是一类异质性药物。大多数证明 CCB 对结果有益处的随机对照试验（RCTs）使用了二氢吡啶类（尤其是氨氯地平）。较少数量的 RCT 将非二氢吡啶类（维拉帕米和地尔硫䓬）与其他药物进行比较，而对评估这两个亚类（与其他药物相比）的 Meta 分析没有显示出实质性的差异。

目前临床上最常用于降压的是二氢吡啶类 CCB，如氨氯地平、硝苯地平缓释片或控释片、非洛地平缓释片等。此类药物降压作用强，耐受性较好，无绝对禁忌证，适用范围相对广，老年单纯收缩期高血压等更适用。常见的不良反应包括头痛、面部潮红、踝部水肿、心跳加快、牙龈增生等。

三、利尿剂

自 20 世纪 60 年代利尿剂开始被用于降压以来，一直是降压治疗的基石。大量 RCT 和 Meta 分析证实了它们降低所有类型心血管病发病率和死亡率的有效性。噻嗪类利尿剂尤其适用于老年人、单纯收缩期高血压及合并心力衰竭的患者。

关于噻嗪样利尿剂如氯噻酮和吲达帕胺是否优先于经典的噻嗪类利尿剂（如氢氯噻嗪和苄氟噻嗪）还存在争议，但它们在终点上的优势从未在"头对头"的 RCT 中验证过。氯噻酮和吲达帕胺被用于很多 RCT 中，表现出了心血管获益性，这两类药物每毫克都要比氢氯噻嗪降压更有效，作用的持续时间更长，并且没有证据表明副作用更大。还有很多 RCT 的证据证明，小剂量噻嗪样利尿剂与小剂量噻嗪类利尿剂相比，可明显降低心血管病发病率和死亡率。也就是说，氢氯噻嗪单用或与保钾利尿剂联用也被用于降压 RCT 中，得到了阳性结果。最近一篇基于噻嗪类、氯噻酮和吲达帕胺的安慰剂对照研究的 Meta 分析显示，3 种类型的利尿剂对结果的影响相似。因此，在缺乏直接比较试验证据的情况下，我们认识到很多已批准的单片固定复方制剂（SPC）是以氢氯噻嗪为基础的，因此噻嗪类、氯噻酮和吲达帕胺都是合适的降压药物。

噻嗪类和噻嗪样利尿剂都能降低血清钾，但不如 RAAS 抑制剂能带来更多的心血管获益，这可能与前者停药率更高有关。随着利尿剂使用剂量增加，低钾血症发生率也相应增加，因此建议小剂量使用，如氢氯噻嗪片 12.5 mg，每日 1 次。利尿剂与 ACEI 或 ARB 类药物合用，可抵消或减轻其低钾的不良反应。利尿剂还表现出对代谢的不利影响，可增加胰岛素抵抗和新发糖尿病的风险。但钾可减轻这些影响，最近的一项研究表明，噻嗪类对糖代谢的不良影响可通过添加保钾利尿剂而减轻。在 GFR 降低（eGFR<45 ml/min）的患者中，噻嗪类和噻嗪样利尿剂的降压效果较差，而当 eGFR<30 ml/min 时，几乎无降压作用。在这种情况下，应当用袢利尿剂如呋塞米（或托拉塞米）替代噻嗪类和噻嗪样利尿剂，以达到降压效果。此外，对于严重心力衰竭，我们也建议使用袢利尿剂（如呋塞米），同时需补钾，此时建议转诊至上级医院进一步诊治。痛风患者一般禁用噻嗪类利尿剂。

四、β 受体阻滞剂

β 受体阻滞剂通过阻断肾上腺素 β 受体，抑制过度激活的交感神经活性、抑制心肌收缩力、减慢心率发挥降压作用。RCT 及 Meta 分析表明，与安慰剂相比，β 受体阻滞剂显著降低高血压患者的卒中、心衰和主要心血管事件风险。与其他降压药相比，β 受体阻滞剂除了预防卒中不太有效外，在预防主要心血管事件方面通常是效果相当的。这一差异可能是由于不同药物治疗达到的（包括中心收缩压）微小差别造成的，而脑血管事件对此特别敏感。基于 HMOD 的 RCT 也表明，在预防或逆转 LVH、颈动脉内膜中层厚度（IMT）、主动脉僵硬和小动脉重构方面，β 受体阻滞剂也不如 RAAS 阻滞剂和 CCB 有效。但是，β 受体阻滞剂是否降低心梗后无左室功能不全的患者的死亡率是不清楚的。

β 受体阻滞剂和利尿剂，也与易感人群（主要是代谢综合征人群）中的新发糖尿病风险增高相关，特别是两者联用时。与 RAAS 阻滞剂相比，β 受体阻滞剂还表现出不利倾向，在真实世界情况下评估时，停药率更高。

对于特定情况下如症状性心绞痛、心率偏快、心肌梗死后、HFrEF 以及在计划妊娠或有生育能力的年轻高血压女性，作为 ACEI 或 ARB 的一种替代，已经证明 β 受体阻滞剂降压治疗是特别有用的。对于 ACS 患者，若无禁忌证，血流动力学稳定，应尽早（入院 24h 内）应用 β 受体阻滞剂，心力衰竭急性期（气短、端坐呼吸、不能平卧）不适合应用，应待病情平稳后使用。此外，β 受体阻滞剂可降低心率，禁用于严重心动过缓患者，如心率 < 55 次 /min、病态窦房结综合征、二度或三度房室传导阻滞。支气管哮喘患者也禁用。

β 受体阻滞剂并不是同质的。最近几年来，以 β 受体阻滞作用为主的 α - β 受体阻滞剂如维地洛、阿罗洛尔、拉贝洛尔、奈比洛尔的使用有增加。对奈比洛尔的研究表明，它对中心血压、主动脉僵硬度、内皮功能不全等产生更有利的影响。与经典的 β 受体阻滞剂相比，它对新发糖尿病没有不良影响，副作用更少，包括对性功能的不良反应很少。RCT 已经证明比索洛尔、美托洛尔、卡维洛尔和奈比洛尔治疗心衰可改善预后；然而，用这些 β 受体阻滞剂治疗高血压患者，还没有报告患者预后的 RCT。

五、α 受体阻滞剂

α 受体阻滞剂通过阻断肾上腺素 α_1 受体，直接扩张血管发挥降压作用。α 受体阻滞剂是治疗高血压的经典药物，进入临床应用近 50 年，曾作为 6 大类一线降压药物之一被指南推荐。但因为在降压和降脂治疗预防心脏病发作研究（ALLHAT 研究）中 α 受体阻滞剂与噻嗪类利尿剂相比并未显示出明显优势，且服用 α 受体阻滞剂会提高充血性心力衰竭（心衰）住院风险。其临床应用价值因此受到质疑，主要高血压指南不再推荐其作为一线降压药物。尽管如此，该类药物仍在多种临床情况下具有重要的临床应用价值。之后，有学者认为，ALLHAT 研究中心衰的诊断可能不够准确，对试验结果有一定影响。在随后进行的另一项研究（ASCOT-BPLA 研究）中，多沙唑嗪作为附加降压治疗药物，并未发现其会增加心衰风险。因此，α 受体阻滞剂是否增加心衰风险还需要进一步研究。

α 受体阻滞剂一般不作为高血压一线治疗药物。该类药物的主要特点是没有明显的代谢不良反应，因此可用于合并糖尿病及高脂血症的高血压患者，也可用于合并外周血管病、哮喘的患者。不同 α 受体阻滞剂的疗效有一定差异；高血压患者的临床特征、合并症、合并用药情况等均可影响 α 受体阻滞剂的反应性，因此应遵循个体化用药原则。通常，α 受体阻滞剂需要从小剂量开始使用，逐渐加大剂量，滴定到降压达标后，如果耐受良好，再维持滴定剂量。对于体位性低血压、近期心肌梗死、胃肠道梗阻、喹唑啉类药物过敏史患者禁用，胃炎、胃溃疡、心力衰竭、冠心病患者慎用。

六、肾素抑制剂

1. 概述

RAAS 系统已被发现多年，对其功能的传统认识是维持血压、保持体液特别是钠盐平衡，其对肾脏系统起重要作用。近年研究证实还有许多血流动力学以外的作用。肾素的产生部位相对局限，主要由肾小球球旁器（Juxtaglomerular Apparatus，JGA）中的颗粒细胞所合成。刺激肾素分泌的关键有 4 个方面：

（1）入球小动脉压力变化（压力降低）。

（2）交感神经兴奋（通过在 JGA 上的 β_1 受体）。

（3）流经肾小管致密斑细胞（Macula Densa，MD）上的钠离子浓度下降时。

（4）血管紧张素 Ⅱ（Angiotensin Ⅱ，Ang Ⅱ）对 JGA 上血管紧张素 1 型受体（Angiotensin Type 1 Receptor，AT1R）刺激的负反馈。肾素是 RAAS 中 Ang 生成的起始也是限速步骤，从源头肾素途径全面阻断 RAS 成为研究的热点。由于 ARB 和 ACEI 等在治疗糖尿病肾病（Diabetic Nephropathy，DN）中会出现肾素逃逸，引起肾脏损伤。故从源头肾素途径全面阻断 RAS 已成为研究的热点。目前直接抑制肾素释放主要有阿利吉仑和肾素（原）受体抑制剂；间接抑制肾素释放主要有活性维生素 D、优洛可定（Urocortins，Ucn）、GPR 91 抑制剂和 COX-2 抑制剂。

2. 直接抑制肾素释放药物——阿利吉仑

（1）阿利吉仑的药理作用

ACEI 和 ARB 减弱了 Ang Ⅱ 抑制肾素合成和释放的负反馈，导致反应性血浆肾素活性（PRA）增高。而阿利吉仑能显著而持续地降低 PRA、Ang I 、Ang II，与剂量呈正相关。依那普利降低 Ang II 水平与阿利吉仑相似，但增加 PRA 15 倍。缬沙坦单药治疗增加 PRA、Ang I 、Ang II，而阿利吉仑 +ARB（缬沙坦）联合治疗的 PRA、Ang I 和 Ang II 水平与安慰剂相似，表明阿利吉仑抵消了服用缬沙坦后引起的 PRA 和 Ang II 代偿性增高。有学者认为肾素抑制剂对 PRA 基础水平低的患者降压能力有限，从而限制了阿利吉仑作为单药降压的效用。但此观点目前仍有争论。

（2）药代动力学特点

阿利吉仑相对分子质量小，理化性质稳定。阿利吉仑的亲脂性较低，可起到更好的抵抗肠降解的作用，口服后不会被肠道、血液及肝脏中的肽酶降解，口服生物利用度大约 2.5%，明显高于第 I、2 代药物。阿利吉仑口服 1 ～ 3 h 达血浆峰浓度，广泛分布于血管外间隙，分布容积 135 L，蛋白结合率 50%，主要经粪便和尿液以原形排泄，几乎不被代谢，只有 1.4% 的口服剂量经细胞色素 P450 同工酶 cYP3A4 代谢，清除半衰期 24 ～ 40 h。阿利吉仑每天给药 1 次，7 ～ 8 d 达到血药稳态水平。肝脏病人、肾脏病人、糖尿病人或是老年人口服阿利吉仑不用调整剂量。

（3）阿利吉仑的降压适应证

① 单纯性高血压、高血压肥胖、高血压伴糖尿病。

② 阿利吉仑的器官保护作用。

③ 肾脏保护作用、抗动脉粥样硬化作用、心脏保护作用。

④ 安全性和耐受性。

7 000 例高血压病人的数据分析显示，阿利吉仑每日 75 ～ 600 mg 口服的安全性和耐受性与安慰剂和 ARB 相等同，不良事件发生率与安慰剂组相同。较为常见的不良反应是腹泻、腹痛、消化不良、胃食管反流、低血压、头痛、头昏、疲劳、背痛、咳嗽、皮疹、尿酸增加、痛风、肾结石、高钾血症和剂量相关性血红蛋白降低；罕见血管神经性水肿和癫痫发作。阿利吉仑治疗咳嗽发生率较 ACEI 低，水肿发生率较氨氯地平低。

（4）药物之间相互作用

阿利吉仑与其他降压药物联用时病人耐受性良好，但低血压发生风险增加。

与保钾利尿剂、钾补充剂和能够提高血清钾浓度的药物（如肝素、ARB、ACEI）联用，增加高钾血症发生率。阿利吉仑可降低速尿的血药浓度，速尿对阿利吉仑的药代动力学也有轻度影响。但联用时利尿剂引起的低钾血症发生率都有降低趋势。与厄贝沙坦联用，本药的血浓度降低。与阿托伐他汀和酮康唑联用，本药血浓度升高。利福平可降低阿利吉仑的血浆浓度和肾素抑制作用。

（5）不良反应

治疗依从性差是目前抗高血压治疗的主要问题之一。Stanton 和 Nussberger 等的研究均表明，阿利吉仑 37.5，75，150，300 mg，每天 1 次，服药 4 周，坚持率 > 95%，受试者能很好地耐受。并在单次给药和多次给药研究中，口服剂量达到 640 mg，服药 8d 后，血压正常健康受试者亦能很好地耐受，且没有明显的毒性反应。实验中各项临床实验检查，如血液学、生化和尿液分析，以及体格检查、心电图记录，在整个服药过程中绝大多数保持正常。

目前观察阿利吉仑不良反应很少，类似于安慰药。最常见的不良反应为乏力、胃肠道反应或头痛。增加阿利吉仑的剂量，不良反应的发生率没有增加。在 226 例高血压患者服用阿利吉仑 300 mg/d 组中，1 例出现胸痛和心电图示局部缺血改变，另 1 例出现低血压休克，经治疗后均得到康复。另外，Dieterle 等研究了健康人群中阿利吉仑与华法林钠之间的相互作用，结果显示阿利吉仑基本不影响华法林钠的抗凝作用，不会改变 PT、INR、aPTT。

（6）阿利吉仑的优势

早在 30 年前，RAAS 系统在高血压及其并发症发生、发展过程中的重要作用已被认识。其中，肾素作为 RAAS 系统的起始步骤，可通过直接抑制其活性而阻断 RAAS 系统的病理作用。雷米吉仑（Remikiren）、依那吉仑（Enalkiren）等特异性肾素抗体以及肽类肾素拮抗药相继被开发出来，尽管这些制剂能够降低肾素水平，具有明显的降压作用，但因口服制剂的生物利用度较低、作用维持时间短、合成费用高等缺点，最终未能成功应用于临床。

在这样的前提下，阿利吉仑的获准应用于临床具有了不寻常的意义。阿利吉仑是第二代肾素—血管紧张素受体抑制剂，虽然和血管紧张素转化酶抑制剂、血管紧张素Ⅱ受体拮抗剂和醛固酮受体阻断剂的作用机制一样，但所不同的是，阿利吉仑直接作用的部位是肾素。在爱尔兰进行的Ⅱ期临床试验证实，阿利吉仑能

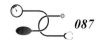

有效降低轻中度高血压患者的血压水平；在Ⅲ期临床试验中，受试者在开始治疗的2周内就出现了明显的降压效果。此外，阿利吉仑与厄贝沙坦的对比试验也证实了阿利吉仑对轻中度高血压患者的疗效。尽管阿利吉仑显示出较好的降压作用，但Wright博士指出，降压治疗的主要目标是防止并发症，而现在还不能确切得知阿利吉仑能否防止产生心衰等并发症以及能否对肾起保护作用。

3. 肾素（原）受体抑制剂

（1）第一代肾素抑制剂：拟肽类和肽类。早期以肾素为靶点研究的药物属于特异性抗肾素抗体，该类药物降压效果与ACEI相似，但因其具有抗原性，不能口服，临床应用受到限制。在后来的研究中发现，肾素的酶解作用只与血管紧张素原的N端氨基酸有关，科研人员根据这一原理合成了一些肽类肾素抑制剂，雷米克林（Remikiren）是其中之一，该类肾素抑制剂在动物实验中（静脉注射）显示出了剂量依赖性抑制血浆肾素活性和降低血压的作用。但在一个为期8 d的临床试验中，高血压患者口服雷米克林后，其血压降低值并没有统计学意义。而且研究显示，该类药物相对分子质量大，口服时不易被肠道吸收，进入体内首过消除作用明显，口服生物利用度不高，且消除半衰期较短，合成费用较高，这使得临床应用价值受到限制。研究人员在以上药物的研究基础上，利用结构—活性关系，在肽链上进行了更多的非氨基酸取代，得到一些线状和环状的拟肽类，但药动学特性不是很理想。也有研究者曾经尝试用环糊精包合药物制成微囊状，期望可以改善药动学特性，提高药效，但结果也不令人满意。

（2）第二代肾素抑制剂：非肽类，研究人员利用了基于结构设计的理论，应用结晶学和分子模拟的方法，使化合物活性和药动学特性得到很大改善。由诺华公司与瑞士Speedel公司共同研发的阿利吉仑（SPP100）是第一个被批准上市的非肽类小分子肾素抑制剂，与之前的肽类肾素抑制剂相比，阿利吉仑没有了以前肾素抑制剂分子中延伸的肽样主链，并具有自己的游离碱基。

4. 间接抑制肾素释放药物

（1）活性维生素D：近年来研究发现维生素D类似物，其生物学活性与活性维生素D非常相似，具有调控肾素释放的作用。

（2）Ucn：是一种小分子肽，是促肾上腺皮质激素释放因子（Corticotropin-Releasing Factor，CRF）肽类家族的新成员。Ucn主要通过与相应的G蛋白偶联的 CRF 受体（CRFR1 和 CRFR2） 相结合而发挥作用。Ucn 能够降低动脉血压，增加动脉血流量，增强心肌抵抗力，起到心血管保护作用。

（3）GPR91 抑制剂：GPR91 在糖尿病肾病的发病机制中起着重要的作用，因此在糖尿病早期有效抑制 GPR91 能够起到保护肾脏的作用。

（4）COX-2 抑制剂：COX 包括 2 种亚型，COX-1 和 COX-2，两者都可在肾脏中表达。其中 COX-2 表达在 MD 细胞和邻近的髓袢升支粗段细胞中，COX-2 是肾脏局部合成 PGE2 的主要限速酶，刺激 PGE2 合成后，通过 cAMP 途径刺激肾素释放。

七、中枢降压药

1. 概述

交感神经系统在高血压发病中具有重要作用。在高血压中枢调节过程中，压力感受器发放的冲动投射至延髓腹外侧核、孤束核，通过调节交感神经传出冲动而调节血压。既往认为，在中枢神经系统中仅存 α_2 受体，传统中枢性降压药通过刺激 α_2 受体导致交感神经传出活动下降而降压。 最新研究发现，α_2 受体主要存在于孤束核与蓝斑核，腹外侧核主要是 I1- 咪唑啉受体，刺激该受体不仅引起交感神经传出活动下降，也有排水排钠利尿作用，并协同降压。通常将作用于这两类受体的中枢交感神经系统降压药物称为中枢性降压药 。

2. 分类

1）根据作用中枢不同受体分类：根据作用中枢受体不同，将中枢性降压药分为 α_2 肾上腺素能受体激动剂、咪唑啉 I1 受体激动剂。

（1）在体内 α_2 受体主要分布于延髓心血管中枢、孤束核、迷走核及外周交感神经末梢突触前和突触后膜。中枢 α_2 受体兴奋产生下列 4 种效应：

① 交感神经发放冲动减少，心率减慢，血管平滑肌舒张。

② 机体出现嗜睡状态。

③ 唾液分泌减少。

④ 生长激素分泌增加，代表性药物包括可乐定、甲基多巴，其他包括胍法辛、胍那苄。

（2）在体内非肾上腺素能的咪唑啉I1受体激动剂，I1受体主要分布于脑干腹前外侧、海马、下丘脑、纹状体等处，且位于神经元细胞膜上。I1受体兴奋后，抑制外周交感神经，导致外周血管舒张，排钠排水，发挥降压作用。代表药物包括利美尼定、莫索尼定。

2）根据药代动力学和药效动力学分类：根据中枢性降压药在体内的药代动力学和药效动力学特点分类如下：

（1）第一代中枢性降压药（非选择性）：作用于α肾上腺素能受体，以可乐定为例，主要用于治疗中、重度高血压，生物利用率低，40%～60%以原药形式通过尿液排泄。

（2）第二代中枢性降压药（选择性）：作用于I1-咪唑啉受体，以利美尼定为例，近来发现其对I1受体的选择性较α_2受体高2.5倍。

3. 用药原则

（1）第一代中枢性降压药（如可乐定）：很少作为一线用药，通常与其他降压药物联用。主要用于中、重度高血压患者，也用于偏头痛、严重痛经、绝经后高血压及青光眼患者，亦可用于高血压急症以及戒断阿片瘾时的快速戒除。目前，国内有可乐定透皮贴片用于治疗儿童注意缺陷多动障碍。

（2）第二代中枢性降压药（如利美尼定）：与其他药物联用作为一线降压药物，也可用于治疗难治性高血压。该药对心脏血流动力学的影响较小，可用于缓解吗啡成瘾后的戒断症状。

4. 不良反应

（1）第一代中枢性降压药主要作用于α_2肾上腺素能受体如甲基多巴，常见不良反应包括：

① 水钠潴留所致的下肢水肿、乏力、口干、头痛，以初始或增量时明显，临床相对多见。

② 药物热、嗜酸性细胞增多、肝功能异常，可能属免疫性或过敏性；精神改变如抑郁、焦虑、梦呓、失眠等；性功能减退、腹泻、乳房增大、恶心、呕吐、晕倒等。

③ 其他：包括肝损害、溶血性贫血、白细胞或血小板减少、帕金森病样表现。

（2）第二代中枢性降压药主要选择性作用于I1-咪唑啉受体，避免了兴奋α

肾上腺素能受体引起的不良反应，因此不良反应少而轻微，偶有口干、乏力、胃痛、心悸、头晕、失眠等，极少产生胃肠道不适，个别患者出现皮肤过敏反应。

5. 注意事项和用法用量

（1）第一代中枢性降压药：如可乐定。下列患者慎用：脑血管病患者；冠状动脉供血不足患者；近期心肌梗死患者；窦房结或房室结功能低下患者；雷诺病患者；血栓闭塞性脉管炎患者；有精神抑郁史者；慢性肾功能障碍者，其血浆半衰期达 40 小时。

用法用量：口服给药剂量为 0.6 mg/次，2.4 mg/d。轻、中度高血压患者：起始 0.075 ~ 0.1 mg/次，2 次/天；间隔 2 ~ 4 天后可按需每天递增 0.075 ~ 0.2 mg，维持量为 0.075 ~ 0.2 mg/次，2 ~ 4 次/天。严重高血压需紧急治疗时：起始剂量为 0.2 mg，以后每小时 0.1 mg，直至舒张压控制或用药总量达 0.7 mg 时可用维持量。

（2）第二代中枢性降压药：莫索尼定和利美尼定均作用于咪唑啉受体。临床研究证实，口服利美尼定 1 mg 的降压作用持续 12 小时左右，剂量增至 2 mg 后降压效果可维持 16 小时左右，剂量增加至 3 mg 后时间延长至 20 小时左右，提示在安全浓度范围内，降压效果与剂量呈正相关。用药后极少出现体位性低血压，头晕、恶心症状也较少见。利美尼定常规用量为 1 mg/d 或 1 mg/2d，稳定用药 4 ~ 6 周后逐渐减量至低剂量维持。莫索尼定与利美尼定疗效相似，另有研究表明服用莫索尼定 6 个月，左心室肥大逆转率约为 75%。

（3）方案推荐（表 3-1）

① 常与其他降压药物配合作为二、三线治疗用药。由于不良反应明显，且与剂量相关，现已少用。

② 主要用于治疗轻、中度及难治性高血压，第二代中枢性降压药克服了第一代降压药的许多不良反应，对血流动力学的影响相对较小，现多与其他降压药物联用，作为降压治疗的联合用药。

③ 推荐甲基多巴为妊娠高血压的首选降压药物。

表 3-1 中枢性降压药应用推荐

推荐建议	推荐等级	证据质量
难治性高血压，应用 3 种以上降压药，持续 1 个月以上，血压仍未达标，可加用中枢性降压药	Ⅱ a 类	C 级
甲基多巴可用于妊娠期血压升高者	Ⅰ 类	B 级
莫索尼定与利美尼定有逆转左心室肥大作用	Ⅱ a 类	C 级

八、单片固定复方制剂

（一）传统固定复方制剂

1. 概述

绝大多数高血压患者血压达标，需要 2 种或 2 种以上药物。固定复方制剂采用不同机制的降压药联合，具有协同降压和减少不良反应的作用；而且固定剂量、固定配伍的单片复方制剂还能提高患者对治疗的依从性，减少治疗费用。

传统固定复方制剂是相对于 20 世纪 70 年代后问世的一批新型降压药而言。20世纪 50 年代，国外即有了复方制剂用于治疗高血压；而国内最早复方制剂的研发是在 20 世纪 60 年代中期，采用国产的传统降压药制成各种复方制剂，如上海市高血压研究所邝安堃研究团队最早研发的复方降压片（复方利血平片），填补了国内固定复方制剂的空白，建立和推广了联合治疗的理念，这在国内高血压治疗领域具有非常重要的引领作用；后续又研发了一系列固定复方制剂如复方利血平氨苯蝶啶片、珍菊降压片等，这些药物在国内高血压治疗领域中亦具有举足轻重的作用。时至今日，这些固定复方制剂仍在特定区域或人群中发挥着治疗高血压的作用。

2. 分类

固定复方制剂无统一分类，只是人为地将其分为传统固定复方制剂和新型固定复方制剂。传统固定复方制剂的主要成分为氢氯噻嗪（噻嗪类利尿剂）、可乐定（中枢性降压药）、利血平（外周交感神经阻滞剂）及肼屈嗪（单纯血管扩张剂）；其他包括镇静、中药、钙镁钾制剂及维生素等辅药成分。在表 3-2 中所列的常用传统固定复方制剂中，90% 含氢氯噻嗪、近 2/3 含利血平和肼屈嗪；另有 2 种传统固定复方制剂含可乐定。

3. 用药原则

（1）适应证：主要适用于轻、中度高血压患者，此药在基层和经济欠发达地区的高血压患者中应用较多。传统固定复方制剂中，除噻嗪类利尿剂外，其他主要降压成分均非目前高血压指南推荐的常用降压药。但基于心血管获益主要来自于降压本身这一理念，传统固定复方制剂具有明确的降压疗效，且价格低廉。所以，根据《中国高血压防治指南 2010》和《中国高血压基层管理指南（2014 年修订版）》的建议，传统固定复方制剂仍作为降压治疗的一种选择，适用于轻、中度高血压患者，亦可用于难治性高血压的三线、四线药物治疗。对于轻度高血压患者，可以使用传统固定复方制剂单药作为初始治疗，也可与其他新型降压药联合治疗中重度高血压，如与 ARB、ACEI 或 CCB 等联合。因传统固定复方制剂大多含噻嗪类利尿剂，所以与 RAAS 抑制剂联用可以增强降压疗效。

传统固定复方制剂在国内使用时间较长，积累了一些临床经验，也开展了一些临床观察。尤其是国家"十五"攻关课题采用临床随机对照研究，证实复方利血平氨苯蝶啶片治疗原发性高血压有效且具有安全性，复方降压片、珍菊降压片的临床应用也证明其降压疗效肯定且价格低廉，可以与一些新型长效降压药物联合增加疗效，不良反应少。但其他几种传统固定复方制剂的临床观察极少。总体来看，传统固定复方制剂尚缺乏科学、规范、大规模的临床试验，尤其缺乏与新型降压药"头对头"、并以降低心血管不良事件风险为目标的随机对照研究。因此，期待有更多循证证据进一步证明传统固定复方制剂具有良好的心血管保护作用。传统固定复方制剂应用推荐见表 3-2。

表 3-2　传统固定复方制剂应用推荐

推荐	推荐类别	证据水平
传统固定复方制剂降压疗效肯定	Ⅰ类	A级
复方利血平氨苯蝶啶片	–	–
复方降压片、珍菊降压片	Ⅱa类	C级
传统固定复方制剂价格低廉，适用于基层高血压治疗	Ⅱa类	C级
传统固定复方制剂治疗是安全的，不良反应少	Ⅱb类	C级
传统固定复方制剂与新型降压药联合增强疗效	Ⅱa类	C级

（2）传统固定复方制剂的不良反应和禁忌证

① 含有利血平的固定复方制剂：利血平主要是因促进胃酸分泌、抑制中枢神经及耗竭交感神经末梢儿茶酚胺而引起不良反应，尤其当长期、大剂量服用时，不良反应发生风险增加。所以，溃疡病（消化道出血）患者及抑郁或有自杀倾向者应禁用；其他不良反应包括鼻塞、嗜睡、心动过缓，慎与单胺氧化酶抑制剂联用。

② 含有可乐定的固定复方制剂：可乐定属中枢交感神经抑制剂，抑郁及有自杀倾向慎用或禁用；其他不良反应包括口干、便秘、嗜睡，也不宜与单胺氧化酶抑制剂联用。

③ 含有双肼屈嗪的固定复方制剂：除长期、大剂量服用时可能引起狼疮样皮肤改变外，双肼屈嗪为单纯血管扩张剂，可反射性交感兴奋，心率加快，心肌收缩力增强，故不稳定型心绞痛患者应慎用。

④ 含有氢氯噻嗪的固定复方制剂：氢氯噻嗪促进尿钠钾的排泄，减少尿酸分泌，故可引起电解质紊乱如低钾血症和（或）低钠血症及高尿酸血症，甚至发生痛风。

（3）注意事项

① 剂量不宜过大，以免发生不良反应。应选用小剂量或常规剂量；当血压不达标时，因其不良反应相对较多，故不建议增加剂量，最好选择联用其他不同机制的降压药。

② 应了解复方制剂中的主要成分，以规避其相对或绝对禁忌证。复方制剂中常有 1～2 种或以上的主要成分，使用前应了解各成分及其主要的不良反应和禁忌证，避免盲目、不恰当地使用，包括不合理地联合其他降压药，如珍菊降压片联合吲达帕胺（2 种排钾利尿剂联用）、复方利血平片联合 β 受体阻滞剂（2 种药物均减慢心率）等。

③ 传统固定复方制剂之间不宜联合，因其主要成分大都相同或相似，联合应用非但不能增加降压疗效，反而使不良反应叠加。如复方利血平片与珍菊降压片联用，利血平与可乐定均具有中枢抑制和减慢心率作用。因此，两药联合可增加抑郁及自杀的风险。

（4）单药应用与联合治疗方案推荐

① 传统固定复方制剂的单独应用：尽管大多数传统固定复方制剂缺乏循证依据，其药物组分又大多不是高血压指南推荐的常用降压药，但其价格低廉，能有

效降压，故在经济欠发达地区仍可以作为无明显靶器官损害的轻、中度高血压患者降压治疗的一种选择。

② 传统固定复方制剂与其他降压药的联合：因传统固定复方制剂的主要成分为噻嗪类利尿剂及其他 3～4 线用药，如外周交感神经阻滞剂利血平、单纯血管扩张剂双肼屈嗪、中枢性降压药可乐定等，所以传统固定复方制剂可与其他常用的新型降压药联合用于单药降压未达标者，或用于难治性高血压的联合治疗。如在应用 ARB、ACEI、CCB 等治疗时，血压不达标者可加用传统固定复方制剂，如珍菊降压片、复方利血平氨苯蝶啶片、复方降压片等，其降压作用肯定，且具有价格低廉的优势。

总之，传统固定复方制剂降压疗效和安全性均较好，尤其价格低廉，因此在我国基层临床应用仍很普遍。但是，在传统固定复方制剂的主要降压成分中，除利尿剂外，均非高血压指南推荐的常用降压药，对靶器官保护及改善预后的循证依据不足。因此，传统固定复方制剂主要是满足某些高血压人群的治疗需求；其次，可作为现代高血压药物治疗的一项补充。

（二）新型固定复方制剂

1. 概述

新型固定复方制剂是相对于我国传统的以血管扩张剂和噻嗪类利尿剂等为主要组成成分的传统固定复方制剂而言。近年来，国内外开发上市的新型固定复方制剂主要是抑制 RAAS 的药物（ACEI 或 ARB）与噻嗪类利尿剂和（或）二氢吡啶类 CCB 组成的 2 种或 3 种药物的单片复方制剂。目前我国市场上尚无 3 种降压药物组成的新型固定复方制剂。

2. 分类

目前尚无明确分类，临床应用主要分为两种类型，即 RAAS 抑制剂与噻嗪类利尿剂组成的固定复方制剂和 RAAS 抑制剂与二氢吡啶类 CCB 组成的固定复方制剂。我国市场上还有降压药物与调脂类药物或叶酸组成的单片复方制剂，但这些药物属于多效片类型，不属于单纯的降压药物。

3. 应用证据

目前，使用新型单片复方制剂治疗高血压观察长期预后的研究尚缺乏。因此，支持此类药物在临床应用的证据主要是来自使用包含不同组分自由联合组成的治疗方案的临床试验，如 LIFE、VALUE、FEVER 及 CHIEF 研究等，且这些研究不但可以证明这样的联合治疗策略可以更有效地降低血压，也证明其对于有效降低心脑血管事件是有益的。单片复方制剂的治疗方案有助于提高患者的治疗依从性和血压的长期控制，但是否这样的治疗方法能有效减少心血管终点事件，目前的证据只是来源于部分观察性研究。这些研究显示，与自由联合治疗比较，长期采用固定复方制剂的药物治疗组患者在血压达标率和事件方面获益更多。

4. 应用原则

应根据患者的初始血压水平、适应证及患者的耐受程度选择药物，同时需要考虑治疗的费效比。新诊断的 2 级以上高血压患者（收缩压 ≥ 160 mmHg 或舒张压 ≥ 100 mmHg），超过目标血压 20/10 mmHg 的高血压患者，可在起始治疗时即使用单片复方制剂。目前正在接受降压药物治疗但尚未使用单片复方制剂者，可考虑根据患者血压水平换用或加用复方降压药物。血压水平在 140 ~ 159/90 ~ 99 mmHg 的 1 级高血压患者可直接换用单片复方制剂；而血压 > 160/100 mmHg 的 2 级或 2 级以上高血压患者也可选择在单药治疗的基础上加用合适的复方降压药物。目前国内上市的多效丸类药物分别有降压药物 + 他汀类与降压药物 + 叶酸的固定复方制剂，用于高血压患者并作为心脑血管病的一级预防药物。

应根据患者病情选择复方降压药物的种类，此时既要考虑患者血压升高的类型，也要充分考虑患者的并发症等情况。已接受降压治疗的患者，治疗过程中出现过的各种不良反应是选择复方降压药物的重要依据，如服用 ACEI 出现咳嗽的患者应选择 ARB 复方制剂，使用 CCB 出现踝部水肿的患者则应选择利尿剂组成的复方制剂；相反，如有痛风、肌酐水平较高或明显低血钾倾向则应尽可能避免选择噻嗪类利尿剂组成的复方制剂。

在使用单片复方制剂后血压仍不能控制时，可选择增加复方制剂的用量，也可以加用第 3 种降压药物，即 RAAS 抑制剂、CCB 与噻嗪类利尿剂 3 种药物联合使用。单纯的 1 级高血压不宜应用新型单片复方制剂作为初始治疗；合并多种临床疾病的虚弱人群或高龄老年患者，出于安全性考虑，选择新型单片复方制剂宜慎重。使用新型单片复方制剂时需要综合考虑价格因素，其中包括医保支付及患者的承受能力，评估长期治疗和诊断的综合费用。

5. 方案推荐

（1）ACEI/ARB + 噻嗪类利尿剂的固定复方制剂：噻嗪类利尿剂的不良反应是激活 RAAS，可导致不利于降压的负面作用。而与 ACEI/ARB 联用则抵消此不利因素。此外，ACEI 和 ARB 由于可使血钾水平略有上升，从而能够防止噻嗪类利尿剂长期应用所致的低血钾等不良反应。ARB/ACEI + 噻嗪类利尿剂联合治疗有协同作用，有利于改善降压效果。目前，此类药物的组方中噻嗪类利尿剂含量较低，如氢氯噻嗪低于 12.5 mg、吲达帕胺低于 1.25 mg，以避免低血钾及其他代谢不良反应的发生。

（2）二氢吡啶类 CCB + ACEI/ARB：前者具有直接扩张动脉作用，后者通过阻断 RAAS，既扩张动脉，又扩张静脉，故两药具有协同降压作用。二氢吡啶类 CCB 常见的不良反应踝部水肿，可被 ACEI 或 ARB 消除。CHIEF 研究表明，小剂量长效二氢吡啶类 CCB + ARB 初始联合治疗高血压，可明显提高血压控制率。此外，ACEI 或 ARB 也可部分阻断 CCB 所致的反射性交感神经张力增加和心率加快的不良反应。

九、双重内皮素受体拮抗剂——Aprocitentan

双重内皮素（ET）是由 21 个氨基酸组成的血管收缩肽，有三种类型，即 ET-1、ET-2、ET-3，作用于血管平滑肌受体 ETA 和 ETB，这两种受体具有非常明显的相互拮抗效应。ET-1 作用于 ETA 既能引起人和哺乳动物体内强烈的血管收缩，也能激活 RAAS，刺激儿茶酚胺释放。ETA 激活后会诱导血管收缩，而 ETB 激活后能够激发内皮舒张因子释放，产生血管舒张效应，抵消 ETA 的缩血管作用。

目前关于治疗高血压的 ET 受体拮抗剂（ERAAS）相关研究显示，ERAAS 可以分为两种类型，即选择性 ERAAS 如安立生坦和非选择性 ERAAS 如波生坦。虽然波生坦能够有效降低血压，但是其肝毒性阻碍了该药物的进一步应用；而选择性 ERAAS 安利生坦可能与液体潴留性肾功能衰竭和心力衰竭的发生有关。Aprocitentan 是 Quantum Genomics SA 公司研发的新型口服 ETA/ETB

受体拮抗剂，半衰期长达 44 h，既不会干扰胆盐分泌，也不具有肝毒性。该公司公布的 II 期临床试验是一项随机、双盲、平行的研究，490 例高血压患者接受 Aprocitentan 5、10、25、50 mg 治疗，对照组接受安慰剂或 lisinopril 20 mg 治疗，服药频率均为 1 次 / 天，共持续 8 周。结果表明，与基线血压相比，接受 Apricotentan 10、25、50 mg 口服治疗的高血压患者收缩压平均下降了 7.05、9.90、7.58 mmHg，舒张压平均下降了 4.93、6.99、4.95 mmHg；接受 lisinopril 20 mg 治疗的高血压患者收缩压平均下降了 4.84 mmHg，舒张压平均下降了 3.81 mmHg；接受 Aprocitentan 10、25、50 mg 治疗的高血压患者 24 h 收缩压（经过安慰剂校正）分别平均下降了 3.99、4.83、3.67 mmHg，24 h 舒张压（经过安慰剂校正）分别平均下降了 4.04、5.89、4.45 mmHg；Aprocitentan 组不良反应发生率（22.0% ~ 40.2%）和安慰剂组（36.6%）相似，随着 Aprocitentan 剂量的增加，患者血红蛋白、血细胞比容、白蛋白、尿酸进行性降低。从降压效果及不良反应的发生风险来看，10 ~ 25 mg Aprocitentan 对高血压患者的治疗作用值得进一步深入研究。Aprocitentan 通过影响 ET 及其受体发挥降压作用，为难治性高血压患者的降压治疗提供了新思路，目前该药物正在进行名为 PRECI- SION 的 III 期临床试验。

十、高选择性醛固酮合成酶抑制剂——Baxdrostat

Baxdrostat 是一种高选择性醛固酮合成酶抑制剂。在 RAAS 系统中，醛固酮合成酶促进醛固酮的合成，增加钠的重吸收和钾的排泄，导致水的重吸收和随后的血压升高。特异性抑制醛固酮合成酶可通过减少醛固酮生成来达到降压目的。

醛固酮合成酶由 CYB11β2 基因编码，与 CYB11β1 基因编码的皮质醇合成酶序列有 93% 的相似性。I 期研究表明，Baxtrostat 在酶的抑制方面有 100:1 的选择性，可使血浆醛固酮持续、剂量依赖性降低 > 70%，而不降低皮质醇水平，并且具有良好的安全性和耐受性。II 期临床研究 BrigHTN 试验显示，Baxdrostat 可有效降低难治性高血压患者的血压。0.5 mg、1 mg 和 2 mg 三个不同剂量的药物治疗组和安慰剂对照组诊室收缩压的下降幅度分别为 12.1 mmHg、17.5 mmHg、20.3 mmHg 和 9.4 mmHg。另一项 II 期临床研究 HALO 试验在高血压未控制患者中开展，结果显示 0.5 mg、1 mg 和 2 mg 三个不同剂量的药物治疗组和安慰剂对照组平均坐位诊室收缩压的下降幅度分别为 17.0 mmHg、16.0 mmHg、19.8 mmHg 和 16.6 mmHg，与安慰剂相比 Baxtrostat 治疗 8 周时平均坐位收缩压变化无显著差异，但实验组血清醛固酮水平下降幅度较对照组的显著。在 BrighTN 试验中，受试者出现了一些不良反应，包括尿路感染、高钾血症、头痛和疲劳。但这些反应不太可能是由药物本身引起的。高钾血症是醛固酮抑制的已知副作用，这些受试者未出现心律失常，并且能够在没有进一步并发症的情况下恢复他们的药物治疗。目前，该药正在进行 Ⅲ 期试验，以评估该药物在更大范围内的效果。

　　Basdrostat 作为一种新型抗压药物，在降低难治性高血压患者收缩压的安全性和耐受性方面显示出良好的效果。然而，需要进一步研究其长期疗效，并评估其在其他疾病中的潜在应用，包括不受控制的高血压、慢性肾病和原发性醛固酮增多症。这些未来的研究将为 Basdrostat 的扩展使用及其更广泛的临床应用提供有价值的见解。

十一、小干扰 RNA（siRNA）药物

　　小干扰 RNA（siRNA）是短双链 RNA，基于 siRNA 的 RNA 干扰技术（RNAi）目前正迅速发展。siRNA 通常由两条 20-24 bp 核苷酸短链组成，两条链分别称为义链（非导链）和反义链（导链）。进入细胞内的 siRNA 形成 RNA 干扰沉默复合体，在核酸酶的作用下降解非导链，并结合与导链互补的靶 mRNA，导致靶 mRNA 后续的切割，阻止其作为蛋白质合成的翻译模板。因此，这将导致效应基因的沉默，减少靶蛋白的合成，并用于疾病的治疗。

　　Zilebesiran 是美国 Alnylam 研发的 siRNA 降压药物。Zilebesiran 是 N-乙酰半乳糖胺（GalNAc）缀合的化学修饰 siRNA，通过皮下注射，靶向肝脏细胞并特异性地结合肝细胞内 AGT mRNA，抑制其翻译。Zilebesiran 正是通过抑制肝细胞合成 AGT，来抑制血管紧张素 Ⅰ 和 Ⅱ 的浓度，达到降压目的。目前 Zilebesiran 正处于 Ⅱ 期临床试验阶段。Zilebesiran 的 Ⅰ 期临床试验在 107 名轻至中度高血压患者中开展，观察到单剂量使用超过 200 mg 的 Zilebesirann 可

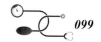

显著降低收缩压（＞10 mmHg）和舒张压（＞5 mmHg），并维持降压效果达 6 个月。Zilebesiran 的降压效果被高盐饮食减弱，联合使用厄贝沙坦增强。Zilebesiran 的安全性和有效性，为现有的抗高血压药物库提供了一个潜在的突破性补充。Zilebesiran 的 II 期临床试验 KARDIA-1 已达终点，另一项 II 期临床试验 KARDIA-2 预计在 2024 年初公布结果。在 KARDIA-1 中，Zilebesiran 在第 3 个月时表现出临床上显著的 24 小时平均收缩压降低，在 300 mg 和 600 mg 剂量下，相较安慰剂的降低幅度超过 15 mmHg，且降压效果可维持 6 个月。另外，未出现与研究药物有关的严重不良事件也使 Zilebesiran 的安全性和耐受性令人欣慰。全部的研究结果也将在即将召开的科学会议上公布。KARDIA-2 正在进行，将评估 Zilebesiran 单一疗法在未经治疗的轻度至中度高血压成人患者中的疗效和安全性。

其他靶向 AGT 的 siRNA 如舶望制药的 BW-00163 注射液，目前正处于临床 I 期试验阶段，瑞博公司研发的 RBD9079、甘宝利的 CN113862268 和 Simaomics 的 STP136G 目前均处于临床前期阶段。

十二、其他

（一）疫苗

RAAS 是高血压治疗的重要靶点，血管紧张素 I 和 II 是目前正在开发的高血压疫苗的目标。目前已研发的血管紧张素疫苗有 AG mg0201、CYT-006-AngQb 和 PMD3117。血管紧张素 II 疫苗 AG mg0201 的第 I 期和 II a 期临床试验确认其耐受性良好，但尚未查询到 III 期的临床试验。CYT006-AngQb 是一种病毒状非感染性颗粒，与血管紧张素 II 偶联，诱导血管紧张素 II 抗体的形成，从而潜在地降低其对血管收缩的影响。在 I 期和 II 期临床试验中，受试者对单剂量 CYT- 006-AngQb 耐受良好，与安慰剂相比，CYT006-AngQb 显著降低动态血压。血管紧张素 I 疫苗 PMD3117 的 I 期和 II 期试验证明了其在人体中的安全性和免疫原性。然而，需要较高的滴度才能达到降压的目的。高血压疫苗仍需要进一步的研究和发展。

（二）反义寡核苷酸

与 siRNA 不同，反义寡核苷酸是由 18～30 个核苷酸合成的单链核酸聚合物，通过碱基互补配对原则与特定 RNA 或前体 mRNA 杂交，调节特定蛋白质的翻译，进而沉默靶基因表达。目前已知的发挥降压作用的反义寡核苷酸药物是 Ionis Pharmaceuticals 的 Ionis-AGT-LRx 和 ION-904，两者均为肝细胞导向的反义寡核苷酸药物，靶向 AGT mRNA，减少肝脏 AGT 蛋白的合成，从而降低血浆 AGT 水平，目前均处于 II 期临床阶段。在临床试验中，Ionis-AGT-LRx 表现出良好的安全性、耐受性和靶向分布，显著降低了 AGT，并显著降低了收缩压和舒张压的数值。而 ION-904 的临床试验尚无有效的相关数据。

（三）非甾体类盐皮质激素受体拮抗剂

非甾体类盐皮质激素受体拮抗剂对盐皮质激素受体具有更高的选择性和亲和力。非奈利酮目前国内已获批用于治疗 2 型糖尿病相关的慢性肾脏病。

Esaxerenone 是一种新型非甾体类盐皮质激素受体拮抗剂。在日本，Esaxerenone 已获批用于治疗原发性高血压。

（四）氨肽酶 A 抑制剂

大脑中氨肽酶 A 通过将血管紧张素 II 转化为血管紧张素 III 参与肾素 - 血管紧张素系统。氨肽酶抑制剂 Firibastat 是一种口服活性的 EC33 前体分子，能够选择性阻断氨肽酶 A，适用于低肾素活性的高血压患者。II 期临床试验已证明 Firibastat 的安全、有效和耐受性。但 III 期研究 FRESH 试验未能证实 Firibastat 在难治性高血压中的有效性。安慰剂组和试验组收缩压较基线均有所下降，下降程度无统计学意义。

（五）心房钠尿肽类似物

心房钠尿肽类似物是一个含 40 个氨基酸的利钠肽，可促进尿钠的排泄、血管的舒张和醛固酮的抑制。2021 年的首个人体研究证明皮下注射心房钠尿肽可降低收缩压和舒张压，并具有较好的安全性。目前研究正在进行，已确定注射心房钠尿肽的疗效和持久性。

本章参考文献

[1] 国家心血管病中心，国家基本公共卫生服务项目基层高血压管理办公室，国家基层高血压管理专家委员会. 国家基层高血压防治管理指南 2020 版 [J/OL]. 中国医学前沿杂志 (电子版)，2021, 13(4): 26-37.

[2] Williams B, Mancia G, Spiering W, et al. 2018 ESC/ESH Guidelines for the management of arterial hypertension[J]. Kardiologia Polska, 2019, 77(2): 71-159.

[3] Hubers S A, Brown N J. Combined angiotensin receptor antagonism and neprilysin inhibition[J]. Circulation, 2016, 133(11): 1115-1124.

[4] Makani H, Bangalore S, Romero J, et al. Peripheral edema associated with calcium channel blockers: Incidence and withdrawal rate: A meta-analysis of randomized trials[J]. Journal of Hypertension, 2011, 29(7): 1270-1280.

[5] 《 α 受体阻滞剂降压治疗中国专家共识 》专家委员会 . α 受体阻滞剂降压治疗中国专家共识 [J]. 中华高血压杂志 , 2022, 30(5): 409-416.

第四章　高血压非药物治疗

一、生活方式干预

生活方式干预对降低血压和心血管危险的作用是肯定的，生活方式干预可以降低血压、预防或延迟高血压的发生、降低心血管病风险，在任何时候对任何高血压患者（包括正常高值者和需要药物治疗的高血压患者）都是合理、有效的治疗，应该连续贯穿高血压治疗全过程。主要措施有以下几点。

（一）减少钠盐摄入，增加钾摄入

无论在成年人还是儿童和青少年中，钠的摄入量与血压水平和高血压患病率均呈正相关，目前世界卫生组织推荐量为每人每日食盐摄入量 <5.0 g，限制钠盐摄入量的主要措施包括：减少烹调用盐及含钠高的调味品（包括味精、酱油）；避免或减少含钠盐量较高的加工食品，如咸菜、火腿、各类炒货和腌制品；建议在烹调时尽可能使用定量盐勺，以起到警示的作用。增加膳食中钾摄入量可降低血压，主要措施为：增加富钾食物（新鲜蔬菜、水果和豆类）的摄入量；肾功能良好者可选择低钠富钾替代盐。不建议服用钾补充剂（包括药物）来降低血压。肾功能不全者补钾前应咨询医生。

（二）合理膳食：DASH 饮食、CHH 饮食以及辣膳食

合理膳食模式可降低人群高血压、心血管疾病的发病风险，饮食以水果、蔬菜、低脂奶制品、富含食用纤维的全谷物、植物来源的蛋白质为主，减少饱和脂肪和胆固醇摄入。DASH 饮食（Dietary Approaches to Stop Hypertension）富含新鲜蔬菜、水果、低脂（或脱脂）乳制品、禽肉、鱼、大豆和坚果，少糖、含糖饮

料和红肉，其饱和脂肪酸和胆固醇水平低，富含钾、镁、钙等微量元素，富含优质蛋白质和纤维素。CHH饮食（Chinese Heart-Healthy Diet，中国心脏健康饮食）主要特点是钠摄入量减半，增加了钾、镁、钙的摄入量，并适量减少了脂肪的摄入量，增加了蛋白质和碳水化合物的摄入量，每天最好能摄入1 000 mg以上的钙，同时膳食纤维摄入量加倍，每天一把坚果，每餐要吃够12种以上的食物，每周要吃够25种以上食物，以保证食物多样性。坚持采用CHH饮食，将减少20%的主要心血管疾病、减少28%的心衰和13%的全因死亡。辣膳食模式是指饮食中强调食用辣椒和辛辣食品的一种饮食模式。在辣膳食模式中，人们会主动选择辣椒和添加辣椒调味料，使每餐的食物具有辛辣的口感。这种饮食模式有助于增加盐味觉，减少摄盐量，降低血压，降低心血管病和全因死亡风险。辣椒富含维生素C、维生素B、β-胡萝卜素以及钙、铁等矿物质，其活性成分为辣椒素。

（三）控制体重

正常高值血压以及所有高血压患者均应积极控制体重，正常体重是指BMI为18.5~23.9 kg/m^2，且男性腰围<90 cm、女性腰围<85 cm。超重和肥胖可增加高血压和心脑血管疾病的患病风险，尤其是中心性肥胖。肥胖者发生高血压的风险是BMI正常者的3倍。BMI平均每增加10 kg/m^2，男性收缩压升高17 mmHg、女性升高14 mmHg。

（四）不吸烟

吸烟可导致血压升高、心率加快，吸烟者的收缩压和舒张压均明显高于不吸烟者，有高血压家族史、肥胖、血脂异常的吸烟者患高血压的风险更高。吸二手烟也可导致血压升高、高血压患病率增加，且对女性影响尤甚。我国人群调查结果显示，丈夫吸烟的女性患高血压的风险是丈夫不吸烟者的1.28倍。戒烟可显著降低高血压患者心脑血管病进展的风险，降低冠心病患者的远期病死率可达36%，戒烟并控制血压可使人群缺血性心脏病的发病风险降低2/3。

（五）限制饮酒

过量饮酒可增加血压升高的风险。建议高血压患者不饮酒。如饮酒，则应少量并选择低度酒，避免饮用高度烈性酒。每日酒精摄入量男性不超过 25 g，女性不超过 15 g。限制饮酒与血压下降显著相关，酒精摄入量平均减少 67%，收缩压下降约 3.3 mmHg，舒张压下降约 2 mmHg。

（六）运动干预

积极规律的运动可降低高血压的患病风险，改善体质和健康水平。大量证据显示，高血压患者可从适量运动中获益，适量运动可降低高血压患者心脑血管疾病进展的风险。规律的（每周 ≥ 3 d）、每次持续一段时间的（30~45 min 或以上）中等强度运动可使收缩压下降 5~17 mmHg，舒张压下降 2~10 mmHg。

（七）减轻心理压力，保持心理平衡

高血压发病与长期精神紧张、焦虑、高负荷压力等因素显著相关。在应激状态下，心率、血压、体温、肌肉紧张度、代谢水平等均可能发生显著变化。长期或慢性、反复出现、不可预期的应激因素往往是导致高血压的重要因素。焦虑、抑郁状态可增加高血压的患病风险，也可影响高血压的治疗效果，增加高血压药物治疗的不依从性。高血压患者应自我调整，避免心理不平衡产生以及建立防御屏障，保持心理平衡。医生应该对高血压患者进行压力管理，指导患者进行个体化认知行为干预。必要情况下采取心理治疗联合药物治疗缓解焦虑和精神压力。

（八）管理睡眠

睡眠不足会导致心理应激，下丘脑－垂体－肾上腺轴活动增加，交感神经兴奋，引起夜间血压增高，同时日间疲劳易怒，情绪波动加大，血压不稳难以控制。增加有效睡眠时间和（或）改善睡眠质量可显著提高降压药的药效，降低高血压的发病率和病死率。

二、高血压器械治疗

（一）高频聚焦肾周脂肪消融（Perirenal Fat Ablation, prFA）
1. 理论依据

肥胖不仅是心脑血管疾病等的危险因素，而且是高血压发病的独立危险因素。内脏脂肪，尤其是腹膜后脂肪（包括肾周脂肪 PRAT 和肾旁脂肪 PaRAT）的增加与高血压的发生密切相关。PRAT 传入神经主要通过投射 L1-L2 背侧根神经节（DRG）发挥调控高血压作用，支配 PRAT 的 L1-L2 DRG 神经元通过活性增强和重构维持高血压的状态。利用转录组技术发现降钙素基因相关肽（CGRP，一种主要由感觉神经元合成、由感觉神经末梢分泌的血管扩张剂）是一个关键的高血压内源性抑制因子，去除双侧的 PRAT 通过恢复 CGRP 表达量介导了血压的降低（图 4-1）。阐明了 PRAT 传入神经通过抑制 DRG 神经元的 CGRP 来维持高血压的效应，为治疗原发性高血压提供了一个新的治疗靶点。然而，对 L1-L2 背根神经节的全转录组测序和组织学分析显示，肾周脂肪消融 / 肾周脂肪传入神经消融后背根神经节神经元具有强大的自我恢复能力，其特征是肾周脂肪消融后神经元发育和可塑性基因的表达增加。这些数据解释了肾周脂肪消融的非永久性降低血压的作用，因为肾周脂肪消融抑制背根神经节神经元的功能是可逆的，因此肾周脂肪消融的降低血压的作用具有理想的长期效果，但不是永久性的。

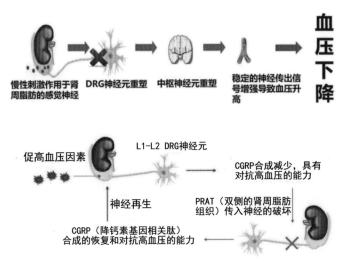

图 4-1　肾周脂肪导致血压的机制

2. 相关研究

既往基础研究发现在切除肾周脂肪以后，三种高血压大鼠（自发性高血压、肥胖高血压、高盐高血压）模型中大鼠血压均有明显下降，且血压下降持续时间很长，持续时间超过10周。在切除肾周脂肪后，全身的动脉系统都发生了不同程度的扩张，包括肠系膜动脉、颈动脉、肾皮质血流增加和足背动脉。2022年6月6日，《自然通讯》（Nature Communications）杂志刊发了南京医科大学第一附属医院孔祥清教授团队的研究论文 *Perirenal adipose afferent nerves sustain pathological high blood pressure in rats*。目前该团队正在进行肾周脂肪消融的临床研究。

3. 治疗过程（图4-2）

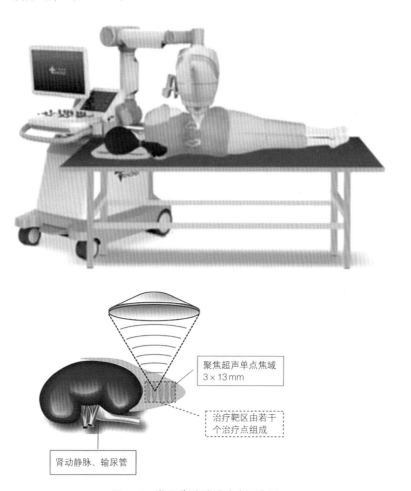

图4-2　肾周脂肪消融治疗示意图

（二）肾动脉去交感神经术（Renal Denervation，RDN）

1. 理论依据

自主神经系统活性状态在高血压病的起病及长期维持过程中均起着重要作用，肾脏交感神经活性状态则是其中的重要组成部分。动物实验及临床研究均已证实高血压病患者处于高交感神经活性状态，其中以肾脏交感神经活性升高更为明显。这种肾脏高交感神经活性状态可以通过分布于肾脏的肾上腺素能受体促进肾素的分泌从而激活肾素－血管紧张素－醛固酮系统、促进肾小管对水钠的重吸收作用而增加机体的有效血容量、促进全身血管的收缩，最终引起血压升高。因此，交感神经系统活性增加尤其是肾脏交感神经系统活性增加在高血压病的发病和长期维持过程中起着重要作用。降低或者阻断交感神经系统活性具有确切的降压作用，去肾脏交感神经活性可能为未来高血压非药物治疗策略的重要靶点之一（图4-3）。

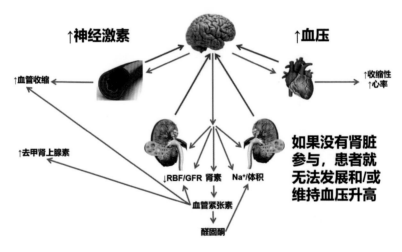

图 4-3　肾脏交感神经对血压维持的作用

2. 相关研究

Krum 等学者以自主神经系统在高血压发生及维持过程中的病理生理学基础为立足点，将现代导管技术和射频消融技术应用到顽固性高血压的治疗之中，创立了高血压经导管肾动脉射频消融治疗这一新的非药物治疗方法，率先在世界范围内筛选 106 例顽固性高血压患者（Symplicity HTN1-2），进行了为期 3 年的随机对照研究。结果表明 RDN 可显著降低难治性高血压患者的收缩压与舒张压水平，且在 3 年的随访中无明显的不良反应与并发症。虽然 Symplicity HTN-3 研究术后 6 个月，手术者与假手术组间血压下降差异无统计学意义，3 年随访试验结果显示，RDN 是安全的，并且从术后 12 个月到 36 个月，最初随机分配接受 RDN 治疗的患者与接受假手术的患者相比，血压降低更多，且血压控制更好。随后进行的 SPYRAL HTN-OFF MED Pilot 研究、SPYRAL HTN-OFF MED Pivotal 研究、Global Symplicity Registry（GSR）以及我国阜外医院牵头的多中心随机对照临床研究（Iberis-HTN2023）等均取得了阳性结果，以真实数据证实了无论是否联合药物治疗，RDN 均能持续降低各种高血压患者的血压水平，且无其他明显并发症的发生。2021 年欧洲高血压学会（ESH）关于 RDN 的立场文件指出，RDN 是一种耐受性良好、降压作用持久的血管内介入治疗方式，应被视为一种降压治疗选择，可降低血压并有助于改善高血压患者的心血管预后。2023 年《经皮去肾神经术治疗高血压中国专家科学声明》也指出对于难治性高血压、未控制高血压、药物不依从或不耐受患者，RDN 可以作为降压治疗的一种选择。

3. 治疗过程

双侧股动脉穿刺后，行双侧肾动脉造影评估肾动脉解剖条件，一旦符合手术条件，将射频消融导管伸进肾动脉，进行视频消融（图 4-4，图 4-5）。其间，患者会感受到神经烧灼的疼痛，医生会使用止痛药进行镇痛。

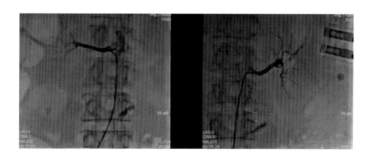

图 4-4　肾动脉造影

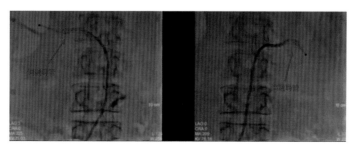

图 4-5　肾动脉消融术

（三）压力感受器刺激疗法（Baroreflex Activation Therapy, BAT）

1. 理论依据

动脉压力感受性反射（Arterial Baroreflex, ABR）是心血管活动最重要的调节机制之一。正常情况下，当血压升高时，颈动脉窦和主动脉弓可以感受到血管的扩张，并将其转变为电信号沿窦神经和主动脉神经传入延髓的孤束核、迷走神经背核和疑核等中枢，激活相关神经通路后，使得交感神经受抑制、迷走神经兴奋，进而使心率减慢、心缩力下降、心排出量减少、血管扩张、外周阻力降低，总体效应是血压下降。反之，当血压降低时，ABR 可使血压升高。当血压长期处于较高状态时（如高血压），压力感受性反射功能下降，因此无法精确地对血压进行负调控，导致高血压持续性存在。

ABR 功能的强弱可以用压力感受性反射敏感性（Baroreflex Sensitivity, BRS）来表示。近年来研究发现，BRS 低下与心肌梗死、心力衰竭以及脑卒中的预后不良有关。此外，第二军医大学药理学教研室经研究发现，BRS 高低与动脉粥样硬化、高血压的器官损伤、心律失常、内毒素休克等的严重程度有关。

基于上述反射机制，压力感受器刺激疗法通过电刺激颈动脉窦压力感受器激活 ABR，进而抑制心脏、血管和肾脏等的交感活力并增强副交感活力，重新恢复交感 – 迷走平衡，促进血液分配至外周血管，减少肾素的分泌，缓慢地增加肾脏的排泄功能，同时降低心率，扩张血管减少外周阻力，减轻心脏负担并促进钠的排泄，进而降低了动脉压同时促进钠平衡。

2. 相关研究

一项对 33 例基础血压 > 160 mmHg 的难治性高血压患者的研究结果显示，随访 6 个月时受试者平均血压下降 26/12 mmHg。Bakris 等对 322 名顽固性高血压患者进行了至少一年的长期研究，结果表明，BAT 长期疗法配合药物治疗顽固性高血压是安全有效的，其有效率高达 79%，可使收缩压从最初的 180 mmHg 降至 143 mmHg。现今，BAT 尚未大范围应用于临床治疗顽固性高血压，还需解决如下问题：增加降压幅度，进一步减少不良反应，更大范围地进行长期安全性考察，延长电池寿命，降低终身治疗成本。其中，设备还需要借助外科手术植入，这是许多患者不愿接受 BAT 的原因。此外，BAT 要求动脉压力反射系统健全，一定程度上限定了其应用范围。

3. 治疗过程

第二代 BAT 系统由可植入的脉冲发生器、导线和一个颈动脉窦电极组成。脉冲发生器通过导线将刺激电能传导至颈动脉窦。在患者单侧颈动脉窦附近植入颈动脉窦电极，导线皮下行走，并把脉冲产生器固定在锁骨下方的"皮下口袋"，植入后先使仪器保持关闭状态，以利于伤口愈合，2 周后开启仪器，进行 BAT。对仪器参数（脉冲的幅度、宽度、频率）实行个体化调整，以达到最佳治疗效果（图4-6）。

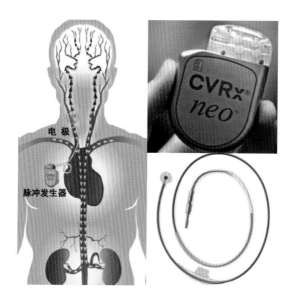

图 4-6　第二代可植入性压力反射起搏器

（四）压力感受性反射器被动扩大装置

1. 理论依据

压力感受性反射器被动扩大装置类似于耳朵助听器，通过支架置入可增加颈动脉窦对血压的敏感度，MobiusHD 支架作为血管内支架可重塑颈动脉窦，增加血管壁的牵张程度，改善颈动脉窦压力 – 应变关系，增加颈动脉窦对血压的敏感度，更大程度地刺激压力感受器，血压升高时可及时向大脑发出信号，抑制交感传出活动，从而降低血压。

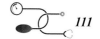

2. 相关研究

2017 年 CALM 研究纳入 30 名顽固性高血压患者，植入 MobiusHD 支架 6 个月后 24h 动态血压较术前平均下降 24/12 mmHg，但该试验样本量小，无对照组非盲，随访时间短，同时研究过程中受试者未排除药物混杂因素，后续 CALM II 研究正在进行中。

3. 治疗过程

临床医生使用微创方法，在局部麻醉下先将一根 0.04 mm 的导丝导入远端的颈内动脉，让输送导管沿着导丝插入。当正确定位后，输送导管的保护鞘便会被收回，以便支架的扩张、固定以及与血管内膜的贴合。导管被取出后，支架则会留在颈动脉窦的位置。MobiusHD 是一种自膨胀矩形镍钛合金自膨胀方形支架，具有良好的形状记忆性能和超弹性，可在不同温度下根据血管的直径调整其形状大小。在导入时，MobiusHD 呈矛状形态，导入完成后则可在颈动脉窦内自行展开并固定（图 4-7）。

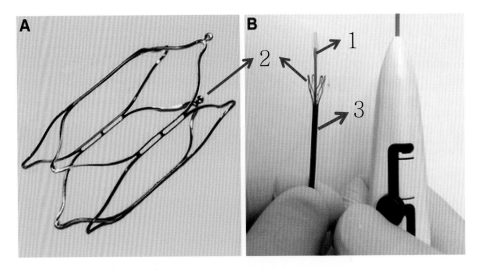

图 4-7　MobiusHD

注：1. 导丝，2. MobiusHD 装置，3. 输送导管

（五）髂中央动静脉吻合术

1. 理论依据

髂中央动静脉吻合术通过在相邻的动脉和静脉间建立一个直径 4 mm 的管道，使动脉血流入静脉，从而减少有效动脉血量、降低全身血管阻力来降低血压。

2. 相关研究

ROX CONTROL HTN 研究验证了髂中央动静脉吻合术的降压作用。该研究将 83 例患者随机分入标准药物治疗组和标准药物治疗联合动静脉吻合术组。6 个月时试验组患者的诊室血压和动态血压分别降低 27/20 mmHg 和 14/14 mmHg，而对照组的血压没有明显变化。两组间的基础药物无显著差异，最终 25% 的试验组患者降压药物减少，而 30% 的对照组患者降压药物增加。该研究结论认为，髂中央动静脉吻合术具有显著的降压作用，可能成为顽固性高血压患者的联合治疗手段。该疗法远期疗效与安全性仍需更大规模且设计严谨的研究论证，但该治疗措施破坏了正常血管系统的生理结构，具有一定的潜在危害，引起心输出量增加，交感神经系统激活，增加了左室肥厚和心功能减退的风险，此外该疗法主要并发症是患侧静脉狭窄，发生率达 29%。

3. 治疗过程

目前典型的方式是将一种类似于镍钛合金支架的设备（ROX AV coupler）置于髂外动静脉之间。这种方法将动脉血（0.8 ~ 1.0 L/min）转移至相邻大容量静脉循环中，可能使动脉硬化致使血管顺应性严重下降的患者获益。

除此之外还有微血管减压术、脑深部电刺激、迷走神经刺激术、频率反应性双腔心脏起搏器等治疗方案，而基于自主神经系统再平衡理论研发的各种器械是高血压手术治疗领域的主角，经导管 RDN 是目前临床研究最多的一类手术，经过多项多中心随机假手术对照试验验证实疗效和安全性，现已得到欧洲和亚洲专家共识推荐，其余器械和手术方案仍需接受更多随机、假手术对照试验来评估其有效性和安全性，并筛选出合适的手术对象，同时也需要更多基础研究来推动这些器械和手术方案的临床应用。

本章参考文献

[1] Li P, Liu B X, Wu X G, et al. Perirenal adipose afferent nerves sustain pathological high blood pressure in rats[J]. Nature Communications, 2022, 13: 3130.

[2] van Kleef M E A M, Devireddy C M, van der Heyden J, et al. Treatment of resistant hypertension with endovascular baroreflex amplification: 3-year results from the CALM-FIM study[J]. JACC Cardiovascular Interventions, 2022, 15(3): 321-332.

【附录1】 中国 3~17 岁儿童年龄、身高对应的血压标准

附表 1-1 男童血压标准

年龄/岁	身高百分位值	身高范围/cm	SBP/mmHg				DBP/mmHg			
			50th	90th	95th	99th	50th	90th	95th	99th
3	P5	<96	88	99	102	108	54	62	65	72
	P10	96~97	88	100	103	109	54	63	65	72
	P25	98~100	89	101	104	110	54	63	66	72
	P50	101~103	90	102	105	112	54	63	66	73
	P75	104~106	91	103	107	113	55	63	66	73
	P90	107~108	92	104	107	114	55	63	66	73
	P95	≥109	93	105	108	115	55	63	66	73
4	P5	<102	89	101	104	111	55	64	67	74
	P10	102~104	90	102	105	111	55	64	67	74
	P25	105~107	91	103	106	113	55	64	67	74
	P50	108~110	92	104	108	114	56	64	67	74
	P75	111~113	93	106	109	115	56	64	67	74
	P90	114~116	94	107	110	117	56	65	68	75
	P95	≥117	95	107	111	117	56	65	68	75
5	P5	<109	92	104	107	114	56	65	68	75
	P10	109~110	92	104	107	114	56	65	68	75
	P25	111~113	93	105	109	115	56	65	68	75
	P50	114~117	94	106	110	117	57	65	69	76
	P75	118~120	95	108	111	118	57	66	69	76
	P90	121~123	96	109	112	119	58	67	70	77
	P95	≥124	97	110	113	120	58	67	70	77
6	P5	<114	93	105	109	115	57	66	69	76
	P10	114~116	94	106	110	116	57	66	69	76

年龄/岁	身高百分位值	身高范围/cm	SBP/mmHg				DBP/mmHg			
			50 th	90 th	95 th	99 th	50 th	90 th	95 th	99 th
	P25	117~119	95	107	111	117	58	66	69	77
	P50	120~123	96	108	112	119	58	67	70	78
	P75	124~126	97	110	113	120	59	68	71	78
	P90	127~129	98	111	115	121	59	69	72	79
	P95	≥130	99	112	116	123	60	69	73	80
7	P5	<118	94	106	110	117	58	67	70	77
	P10	118~120	95	107	111	118	58	67	70	78
	P25	121~123	96	108	112	119	59	68	71	78
	P50	124~127	97	110	113	120	59	68	72	79
	P75	128~131	98	112	115	122	60	70	73	81
	P90	132~135	100	113	117	124	61	71	74	82
	P95	≥136	100	114	117	125	62	71	74	82
8	P5	<121	95	108	111	118	59	68	71	78
	P10	121~123	95	108	112	119	59	68	71	79
	P25	124~127	97	110	113	120	60	69	72	80
	P50	128~132	98	111	115	122	61	70	73	81
	P75	133~136	99	113	117	124	62	71	74	82
	P90	137~139	101	114	118	125	62	72	75	83
	P95	≥140	102	115	119	127	63	73	76	84
9	P5	<125	96	109	112	119	60	69	72	80
	P10	125~128	96	109	113	120	60	69	73	80
	P25	129~132	98	111	115	122	61	71	74	82
	P50	133~137	99	113	117	124	62	72	75	83
	P75	138~142	101	115	119	126	63	73	76	84
	P90	143~145	102	116	120	128	64	73	77	85
	P95	≥146	103	117	121	129	64	74	77	85

年龄 / 岁	身高百 分位值	身高范围 / cm	SBP/mmHg				DBP/mmHg			
			50 th	90 th	95 th	99 th	50 th	90 th	95 th	99 th
10	P5	<130	97	110	114	121	61	70	74	81
	P10	130~132	98	111	115	122	62	71	74	82
	P25	133~137	99	113	116	124	62	72	75	83
	P50	138~142	101	115	119	126	63	73	77	85
	P75	143~147	102	117	120	128	64	74	77	85
	P90	148~151	104	118	122	130	64	74	77	86
	P95	≥ 152	105	119	123	131	64	74	77	86
11	P5	<134	98	111	115	122	62	72	75	83
	P10	134~137	99	112	116	124	63	72	76	84
	P25	138~142	100	114	118	126	64	73	77	85
	P50	143~148	102	116	120	128	64	74	78	86
	P75	149~153	104	119	123	130	64	74	78	86
	P90	154~157	106	120	124	132	64	74	78	86
	P95	≥ 158	106	121	125	133	64	74	78	86
12	P5	<140	100	113	117	125	64	73	77	85
	P10	140~144	101	115	119	126	64	74	78	86
	P25	145~149	102	117	121	128	65	75	78	86
	P50	150~155	104	119	123	131	65	75	78	86
	P75	156~160	106	121	125	133	65	75	78	86
	P90	161~164	108	123	127	135	65	75	78	87
	P95	≥ 165	108	124	128	136	65	75	78	87
13	P5	<147	102	116	120	128	65	75	78	86
	P10	147~151	103	117	121	129	65	75	78	87
	P25	152~156	104	119	123	131	65	75	79	87
	P50	157~162	106	121	125	133	65	75	79	87
	P75	163~167	108	123	128	136	65	75	79	87

年龄/岁	身高百分位值	身高范围/cm	SBP/mmHg				DBP/mmHg			
			50th	90th	95th	99th	50th	90th	95th	99th
	P90	168~171	110	125	130	138	66	76	79	87
	P95	≥172	110	126	130	139	66	76	79	88
14	P5	<154	103	118	122	130	65	75	79	87
	P10	154~157	104	119	124	132	65	75	79	87
	P25	158~162	106	121	125	133	65	75	79	87
	P50	163~167	108	123	128	136	65	75	79	87
	P75	168~172	109	125	130	138	66	76	79	88
	P90	173~176	111	127	131	140	66	76	80	88
	P95	≥177	112	128	133	141	67	77	80	89
15	P5	<158	105	120	124	132	65	76	79	87
	P10	158~161	106	121	125	133	65	76	79	87
	P25	162~166	107	122	127	135	66	76	79	88
	P50	167~170	109	124	128	137	66	76	80	88
	P75	171~174	110	126	131	139	66	77	80	89
	P90	175~178	112	128	132	141	67	77	81	89
	P95	≥179	113	129	133	142	67	77	81	90
16	P5	<161	105	121	125	133	66	76	79	88
	P10	161~164	106	121	126	134	66	76	79	88
	P25	165~168	107	123	127	136	66	76	80	88
	P50	169~172	109	125	129	138	66	76	80	88
	P75	173~176	111	126	131	140	67	77	80	89
	P90	177~179	112	128	133	141	67	77	81	90
	P95	≥180	113	129	134	142	67	78	81	90
17	P5	<163	106	121	126	134	66	76	80	88
	P10	163~165	107	122	126	135	66	76	80	88
	P25	166~169	108	124	128	136	66	76	80	88

年龄 /岁	身高百分位值	身高范围 /cm	SBP/mmHg				DBP/mmHg			
			50 th	90 th	95 th	99 th	50 th	90 th	95 th	99 th
	P50	170~173	109	125	130	138	67	77	80	89
	P75	174~177	111	127	131	140	67	77	81	89
	P90	178~180	112	129	133	142	67	78	81	90
	P95	≥ 181	113	129	134	143	68	78	82	90

附表 1-2　女童血压标准

年龄 /岁	身高百分位值	身高范围 /cm	SBP/mmHg				DBP/mmHg			
			50 th	90 th	95 th	99 th	50 th	90 th	95 th	99 th
3	P5	<95	87	99	102	108	55	63	67	74
	P10	95~96	88	99	103	109	55	63	67	74
	P25	97~99	88	100	103	110	55	64	67	74
	P50	100~102	89	101	104	111	55	64	67	74
	P75	103~105	90	102	105	112	55	64	67	74
	P90	106~107	91	103	106	113	55	64	67	75
	P95	≥ 108	91	103	107	113	56	64	67	75
4	P5	<101	89	101	105	111	56	64	67	75
	P10	101~103	89	101	105	111	56	64	67	75
	P25	104~106	90	102	106	112	56	64	67	75
	P50	107~109	91	103	107	113	56	64	67	75
	P75	110~112	92	104	107	114	56	65	68	75
	P90	113~114	93	105	109	115	56	65	68	76
	P95	≥ 115	93	105	109	115	56	65	68	76
5	P5	<108	91	103	106	113	56	65	68	76
	P10	108~109	91	103	107	113	56	65	68	76
	P25	110~112	92	104	107	114	56	65	68	76
	P50	113~116	93	105	109	115	57	65	68	76

年龄/岁	身高百分位值	身高范围/cm	SBP/mmHg				DBP/mmHg			
			50th	90th	95th	99th	50th	90th	95th	99th
	P75	117~119	93	106	109	116	57	66	69	77
	P90	120~122	94	107	111	117	58	66	70	77
	P95	≥123	95	108	111	118	58	67	70	78
6	P5	<113	92	104	108	115	57	65	69	76
	P10	113~114	92	105	108	115	57	66	69	77
	P25	115~118	93	106	109	116	57	66	69	77
	P50	119~121	94	107	110	117	58	67	70	78
	P75	122~125	95	108	112	118	58	67	71	79
	P90	126~128	96	109	113	119	59	68	71	79
	P95	≥129	97	110	114	121	59	69	72	80
7	P5	<116	93	105	109	115	57	66	69	77
	P10	116~118	93	106	109	116	57	66	69	77
	P25	119~122	94	107	110	117	58	67	70	78
	P50	123~126	95	108	112	119	59	68	71	79
	P75	127~130	96	109	113	120	59	69	72	80
	P90	131~133	97	111	114	122	60	69	73	81
	P95	≥134	98	112	115	122	61	70	73	82
8	P5	<120	94	106	110	116	58	67	70	78
	P10	120~122	94	107	111	117	58	67	71	79
	P25	123~126	95	108	112	119	59	68	71	79
	P50	127~131	96	109	113	120	60	69	72	80
	P75	132~135	98	111	115	122	61	70	73	82
	P90	136~138	99	112	116	123	61	71	74	83
	P95	≥139	100	113	117	124	62	71	75	83
9	P5	<124	95	108	111	118	59	68	71	79
	P10	124~127	95	108	112	119	59	68	72	80

年龄/岁	身高百分位值	身高范围/cm	SBP/mmHg				DBP/mmHg			
			50 th	90 th	95 th	99 th	50 th	90 th	95 th	99 th
	P25	128~132	97	110	113	120	60	69	73	81
	P50	133~136	98	111	115	122	61	71	74	82
	P75	137~141	100	113	117	124	62	72	75	84
	P90	142~145	101	114	118	125	63	72	76	84
	P95	≥ 146	102	115	119	126	63	73	76	85
	P5	<130	96	109	113	120	60	69	73	81
	P10	130~133	97	110	114	121	61	70	73	82
	P25	134~138	99	112	116	123	62	71	75	83
10	P50	139~143	100	113	117	124	63	72	76	84
	P75	144~147	101	115	119	126	63	73	76	85
	P90	148~151	103	116	120	128	63	73	77	85
	P95	≥ 152	103	117	121	129	64	73	77	86
	P5	<136	98	112	115	122	62	71	75	83
	P10	136~139	99	113	116	123	62	72	75	84
	P25	140~144	101	114	118	125	63	73	76	85
11	P50	145~149	102	116	120	127	64	73	77	86
	P75	150~154	103	117	121	128	64	74	77	86
	P90	155~157	104	118	122	129	64	74	77	86
	P95	≥ 158	104	118	122	130	64	74	77	86
	P5	<142	100	113	117	124	63	73	76	85
	P10	142~145	101	114	118	125	63	73	77	85
	P25	146~150	102	116	120	127	64	74	77	86
12	P50	151~154	103	117	121	129	64	74	78	86
	P75	155~158	104	118	122	130	64	74	78	87
	P90	159~162	105	119	123	130	64	74	78	87
	P95	≥ 163	105	119	123	131	64	74	78	87

年龄 /岁	身高百分位值	身高范围 /cm	SBP/mmHg				DBP/mmHg			
			50 th	90 th	95 th	99 th	50 th	90 th	95 th	99 th
13	P5	<147	101	115	119	126	64	74	77	86
	P10	147~149	102	116	120	127	64	74	78	87
	P25	150~153	103	117	121	128	64	74	78	87
	P50	154~157	104	118	122	129	65	74	78	87
	P75	158~161	105	119	123	130	65	74	78	87
	P90	162~164	105	119	123	131	65	74	78	87
	P95	≥ 165	105	119	123	131	65	75	78	87
14	P5	<149	102	116	120	127	65	74	78	87
	P10	149~152	103	117	121	128	65	75	78	87
	P25	153~155	104	118	122	129	65	75	78	87
	P50	156~159	104	118	122	130	65	75	78	87
	P75	160~163	105	119	123	130	65	75	78	87
	P90	164~166	105	119	123	131	65	75	79	87
	P95	≥ 167	106	120	124	131	65	75	79	88
15	P5	<151	103	116	120	128	65	75	79	87
	P10	151~152	103	117	121	128	65	75	79	88
	P25	153~156	104	118	122	129	65	75	79	88
	P50	157~160	105	119	123	130	65	75	79	88
	P75	161~163	105	119	123	131	65	75	79	88
	P90	164~166	105	120	124	131	65	75	79	88
	P95	≥ 167	106	120	124	131	65	75	79	88
16	P5	<151	103	117	121	128	65	75	79	88
	P10	151~153	103	117	121	129	65	75	79	88
	P25	154~157	104	118	122	130	65	75	79	88
	P50	158~160	105	119	123	130	65	75	79	88
	P75	161~164	105	119	123	131	66	76	79	88

年龄/岁	身高百分位值	身高范围/cm	SBP/mmHg				DBP/mmHg			
			50 th	90 th	95 th	99 th	50 th	90 th	95 th	99 th
	P90	165~167	106	120	124	131	66	76	79	88
	P95	≥ 168	106	120	124	132	66	76	79	88
17	P5	<152	103	117	121	129	66	76	79	88
	P10	152~154	104	118	122	129	66	76	79	89
	P25	155~157	104	118	122	130	66	76	80	89
	P50	158~161	105	119	123	130	66	76	80	89
	P75	162~164	105	119	124	131	66	76	80	89
	P90	165~167	106	120	124	132	66	76	80	89
	P95	≥ 168	106	120	124	132	66	76	80	89

【附录2】 常用静脉泵入药物

1. 多巴胺/多巴酚丁胺（20 mg/ml/支）：（体重 kg×3）mg 加 0.9% NS 至 50 ml，1 ml/h 相当于 1 μg/（kg·min），1~20 μg/（kg·min）

例如：体重 60kg 患者，用量为：5 μg/（kg·min）：180 mg + 0.9% NS 32 ml，5 ml/h

2. 去甲肾上腺素（2 mg/1 ml/支）：（体重 kg×0.3）mg 加 0.9% NS 至 50 ml，1 ml/h 相当于 0.1 μg/（kg·min），0.1~2 μg/（kg·min）

例如：体重 60 kg 患者，用量为：0.5 μg/（kg·min）：18 mg+0.9% NS 41 ml，5 ml/h

3. 肾上腺素（1 mg/1 ml/支）：（体重 kg×0.3）mg 加 0.9% NS 至 50 ml，1 ml/h 相当于 0.1 μg/（kg·min），0.1~2 μg/（kg·min）

例如：体重 60kg 患者，用量为：0.5 μg/（kg·min）：18 mg+0.9% NS 3 ml，5 ml/h

4. 异丙肾上腺素（1 mg/ml/支）：3 mg + 0.9% NS 44 ml，1 ml/h（1 μg/min）

5. 利多卡因（200 mg/10 ml/支）：原液（无须稀释），3~9 ml/h（1~3 mg/min）

6. 艾司洛尔（200 mg/ml/支）：原液，bolus 0.5 mg/kg，维持 50~300 μg/（kg·min），100 μg/（kg·min）= 3.6 ml/h（BWt = 60 kg）

7. 胺碘酮（150 mg/3 ml）：首剂 150~300 mg iv 10min 内推完；450 mg + 5% GS 36 ml iv 泵入，6 ml/h（1 mg/min）×6 h，减至 3 ml/h（0.5 mg/min）持续泵入；24 h 总量 <2.2g（禁用 NS）

8. 硝酸甘油（5 mg/ml/支）：50 mg + 0.9% NS 40 ml，10 μg/min 开始，可用到 200 μg/min（10 μg/min = 0.6 ml/h）（避光）

9. 硝普钠（50 mg/支粉剂）：50 mg+0.9% NS 50 ml，10 μg/min 开始，可用到 200~300 μg/min（10 μg/min = 0.6 ml/h）（避光）

10. 亚宁定（25 mg/5 ml/支）：原液（无须稀释），从 1.2 ml/h（100 μg/min）开始，可逐渐加量到 400 μg/min（4.8 ml/h）

11. 尼莫地平（10 mg/50 ml/ 支）：原液（无须稀释），起泵 2.5 ml/h，2 h 后加至 5 ml/h，根据血压调整，最高 10 ml/h，持续 5~14 d

12. 吗啡（10 mg/1 ml/ 支）：50 mg + 0.9% NS 45 ml，1~6 ml/h（1~6 mg/h）

13. 地西泮（安定）（10 mg/ ml/ 支）：原液（无须稀释），0.2~3 ml/h（1~6 mg/h）

14. 氨茶碱（250 mg/10 ml/ 支）：500 mg + 5% GS 30 ml，2 ml/h（24 h<1 g）

附表 3-1　ACEI

药品名称	达峰时间 /h	半衰期 /h	用法用量
卡托普利	1~1.5	2	12.5~75 mg,tid
依那普利	1	11	5~40 mg,qd
贝那普利	2~4	11	5~40 mg,qd
咪达普利	2	8	2.5~10 mg,qd
赖诺普利	6~8	12	5~40 mg,qd
培哚普利	2~4	30~120	4~8 mg,qd
雷米普利	1	13~17	2.5~10 mg,qd
群多普利	1	16~24	1~4 mg,qd
福辛普利	3	12	10~40 mg,qd

附表 3-2　ARB

药品名称	达峰时间 /h	半衰期 /h	用法用量
奥美沙坦	1~2	13	20~40 mg,qd
厄贝沙坦	1~1.5	11~15	150~300 mg,qd
缬沙坦	2	9	80~160 mg,qd
氯沙坦	3~4	6~9	50~100 mg,qd
阿利沙坦	1.5~2.5	10	80~240 mg,qd
依普沙坦	1~3	5~7	600~1200 mg,qd
替米沙坦	0.5~1	> 20	40~80 mg,qd
坎地沙坦	3~4	9	4~16 mg,qd

附表 3-3 ARNI

药品名称	达峰时间 / h	半衰期 / h	用法用量
沙库巴曲缬沙坦	4~6	10~12	50~200 mg, qd/bid

附表 3-4 β 受体阻滞剂

药品名称	达峰时间 / h	半衰期 / h	用法用量
比索洛尔	3~4	10~12	2.5~10 mg,qd
酒石酸美托洛尔	1~2	3~4	50~100 mg,bid
琥珀酸美托洛尔缓释片	3~7	12~24	47.5~190 mg,qd
卡维地洛	1	6~7	12.5~50 mg,bid
阿罗洛尔	2	10~12	10~20 mg,bid

附表 3-5 CCB

药品名称	达峰时间 / h	半衰期 / h	用法用量
氨氯地平	6~12	35~50	2.5~10 mg,qd
非洛地平缓释片	2.5~5	11~16	5~10 mg,qd
硝苯地平控释片	6~12	/	30~60 mg,qd
尼群地平	1~2	10~22	10~20 mg,qd/bid
拉西地平	0.5~1.5	12~15	4~8 mg,qd
乐卡地平	1.5~3	8~10	10~20 mg,qd
马尼地平	1~4	3.9~7.9	10~20 mg,qd
西尼地平	2.8~3.7	5.2~8.1	5~10 mg,qd
贝尼地平	0.8~1.1	0.9~1.7	2~12 mg,qd

附表 3-6　利尿剂

药品名称	达峰时间 /h	半衰期 /h	用法用量
氢氯噻嗪	4	9~10	12.5~25 mg,qd
吲达帕胺	1~2	14~18	1.25~2.5 mg,qd
螺内酯	/	13~24	10~40 mg,qd/bid

附表 3-7　常用中枢性降压药单药应用

药品名称	达峰时间 /h	半衰期 /h	用法用量
可乐定	3~5	12 ~ 16	0.075 ~ 0.1 mg, bid
甲基多巴	4~6	1.7	250 mg, tid
利美尼定	1.5~2	8	1 mg, bid
莫索尼定	1.0	2	0.2 ~ 0.4 mg, qd

附表 3-8　洋地黄类

药品名称	达峰时间 /h	半衰期 /h	用法用量
地高辛	2~3	36	0.25~0.5 mg, qd

附表 3-9　抗心律失常药物

药品名称	达峰时间 /h	半衰期 /h	用法用量
胺碘酮	3~7	（15~142）×24	200~600 mg,qd
美西律	2~3	10~12	100~300 mg,bid/qd
普罗帕酮	2~3	3.5~4	150~300 mg,tid